JN047458

第**4**版

これだけは知っておきたい

医学英語の基本用語と表現

藤枝宏壽 | 玉巻欣子 | Randolph Mann

Medical
Terms
and
Expressions
Everybody
Uses

MEDICAL VIEW

**Medical Terms and Expressions Everybody Uses,
4th edition**
(ISBN 978-4-7583-0967-7 C3047)

Editors : FUJIEDA Koju
TAMAMAKI Kinko
MANN W. Randolph
1998.11.1 1st ed
2004. 2.1 2nd ed
2013.12.1 3rd ed
2021.10.10 4th ed

©MEDICAL VIEW, 2021
Printed and Bound in Japan

Medical View Co., Ltd.
2-30 Ichigaya-hommuracho, Shinjuku-ku, Tokyo 162-0845, Japan
E-mail ed@medicalview.co.jp

第4版の刊行にあたって

　本書は初版刊行から23年，第3版刊行から8年が経ちました。初版刊行以来，医学・看護の学生さん，薬学系など多くの医療系の学生さん，一般の方々が実に数多く本書をご利用してくださり，思いがけないロングセラーとなっております。著者として喜びに堪えません。

　本書は，医学専門用語を学ぶ前に，「これだけは是非知っておきたい」医学英語語彙を，日常使用の医学英語と基本的な専門用語に対比しながら学べるよう編纂したものです。

　本書では数年ごとに改訂版を出し，内容をアップデートしてきましたが，今回はこれまでで最大の改訂を行いました。

　まずレイアウト面では見やすく，学習しやすくしました。Part Iでは，重要語を濃いブルーの背景にしてカラフルにしました。同義語は原則として，基本用語が先に，専門用語が次にくるようにしています。Part IIのレイアウトも2段に分けました。ページ左側の英文を隠して英文を言ってみるなどの学習が可能となりました。

　次に内容面では，最近新たに現れた医学英語の語彙や表現を追加したことはもちろんですが，薬学関係の語彙・表現や，加齢に伴う健康問題に関する語彙・表現もさらに充実させました。また新たに，歯学関係の語彙・表現を大幅に追加しました。最近注目されつつあるスピリチュアル・ケア関連の表現も新たに加えています。

　そして今回から初めて音声データのダウンロードを可能にしました。医学英語は発音の難しいものが多いので，是非音声とともに学習してください。

　本書が，日常使用の医学英語から医学専門英語への橋渡しとなり，医学・看護・薬学・医療系英語学習にますます役立つ『かかりつけ医英単』となることを著者一同願ってやみません。

　最後に第4版出版にあたりご尽力頂いたメジカルビュー社の吉川みゆき氏，山田麻祐子氏ほか編集部の皆様に心より感謝いたします。

2021年8月

藤枝宏壽
玉巻欣子
Randolph Mann

第3版の刊行にあたって

　本書初版刊行から15年，増補改訂版刊行から10年が経ちました。刊行以来多くの医学・看護・医療系の学生，一般の方々が本書を利用して下さっており，ここに第3版を刊行することができたことは編著者として嬉しいかぎりです。

　本書は医学英語の専門用語を学ぶ前に是非知っておきたい日常使用の基本的な医学英語語彙を，専門用語と対比しながら学べるように編纂したものです。医療をめぐる情勢は日々変化しており，新しい病名，治療法や職名も次々と現れています。

　今回の改訂では，このような変化に対応できるよう，最近話題になった新語や医学英語語彙を追加しました。医学・看護だけでなく，薬学・医療系などさらに幅広い分野をカバーしています。海外（主に米国）で普及している治療法や職名，学位なども簡単な解説を添えて載せました。Part IIでは，病院や薬局での病歴聴取に即利用できるように，診療のための質問を充実させました。患者さんの訴えの表現も増やしました。

　より学習しやすいよう新しい工夫も加えています。前版と同じく重要語を太字としていますが，今回から基本語を色文字にしました。関連語や用例もゴシック体で載せています。略語の意味がすぐにわかるように，英文索引の最後に略語も載せています。

　本書が，専門的医学英語と，日常的に人々が使用する医学英語との橋渡しとなり，医学・看護・医療系英語学習にますます役立つことを編著者一同願ってやみません。

　第3版出版にあたりご尽力頂いたメジカルビュー社の江口潤司氏に感謝の意を表します。

2013年11月

編著者

増補改訂版の刊行にあたって

　本書が刊行されて以来，多くの医学・看護・医療系の学生，一般の方々が本書を利用して下さっており，編著者として嬉しいかぎりです。

　医療をめぐる情勢はどんどん変化しています。初版刊行からの5年間に，新しい病名や職名も数多く現れました。そのような変化に対応するため，本書をアップデートすることにいたしました。

　また，本書は当初から専門医学英語を学ぶ前にぜひ知っておきたい日常使用の医学英語語彙を中心に編纂したものですが，著者自身が医学部の授業で本書を使用している中で，専門用語を掲載する必要性を感じることが多々ありました。こうした専門用語についても，今回大幅に増補いたしました。これにより，日常的な英語と専門用語を対比しながら学んでいただくことが可能になりました。

　病院で使われる会話表現を扱ったPart IIでは，「診療のための質問」について，質問項目を増やし，質問の順序も実際の病歴聴取に即利用できるように編集しなおしました。OSCE (Objective Structured Clinical Examination: 客観的臨床技能試験) に向けた学習にも役立つと思います。

　増補改訂された本書が，専門的医学英語と，日常的に人々が使用する医学英語との橋渡しとなり，医学・看護・医療系英語学習にますます役立つことを編著者一同願ってやみません。

　今回の増補改訂についてもメジカルビュー社編集部の江口潤司氏に大変お世話になったことを感謝をもって申し添えます。

2003年11月

編著者

　本書がなぜ刊行されねばならなかったか？　それを理解してもらうために，次のテストを自分でやってみてください。

医学・身体に関する英語の語彙テスト（テスト時間10分）

I）次の英語の意味を日本語で書きなさい。

1. ankle　　2. thigh　　3. fatigue　　4. scar
5. heartburn　6. bedsores　　7. measles　8. pneumonia
9. tablet　　10. outpatient

II）次の日本語に相当する英語を書きなさい。

11. 歯茎　12. 背骨　13. にきび　14. くしゃみ　15. 虫歯
16. 腎臓　17. 聴診器　18. 出血する　19. 花粉症　20. 救急車

　さあ，いかがでしょう。全部できましたか。案外知らない単語があったのではないでしょうか。

　そうです。日本でもアメリカでも日常「だれもが使う」語彙なのに，英語となると知らないものが相当にあるのが現実です。専門的医学英語を学ぶ前にこの盲点をまずカバーしたい，病院などでよく使われる日常的会話表現のパターンも知ってほしいというのが我々編著者の願いです。それに加えて，医学部での勉強をするのに必要だと思われる基本的語彙にも触れてあります。

この本の使い方

1) 　2部，13章に分けてありますから，どこからでも始めてください（語彙は学習しやすいように一応分類してありますが，分類法よりも語彙を覚えることに集中してください）。

2) 単語は発音しながら覚えてください（必要と思われる語には発音記号やアクセントがついています）。
3) 特に基本的な単語（太字）から覚えてください。
4) 索引で，覚えたかどうかの自己診断をやってみてください（英語の索引では日本語の意味を，日本語の方では英語を言ってみる）。
5) 学生なら授業などで出会った単語があったときに，この本にもマークをしておくと便利でしょう。
6) 本書に掲載のない単語はメモのページに書き込んで語彙を増やしてください。

備考

本書ではアメリカ英語（用法，スペリング，発音等）を採用しています。

担当

本書の企画・監修と4, 5, 10章，付録は主として藤枝が，1, 6 (Diagnosis以外)，8, 9章は主として玉巻が，2, 3, 6 (Diagnosis)，7章，Part IIは主としてMann（英文）と玉巻（和文）が担当したが，全項目について全員が協議・点検した。

感謝

本書の編纂について適切なご助言をいただいた福井医科大学の諸先生と，出版について多大な労をとっていただいたメジカルビュー社の江口潤司氏に深甚の謝意を表します。

1998年10月

編著者

目次

凡例 (Part I 1〜10) ·· xvii

Part I Medical Terms Everybody Uses
日常医療英語の語彙

❶ BODY PARTS 身体の部位 ································ 1

EXTERNAL BODY PARTS 身体の部位 (外部) ········ 2

頭部 ·· 2

顔 ··· 2

頸部 ·· 2

上肢/肩・腕 ··· 2

上肢/手 ··· 3

体幹/胸 ··· 3

体幹/腹 ··· 3

体幹/背 ··· 4

体幹/臀部 ·· 4

下肢/大腿・膝・下腿 ·· 4

皮膚 ·· 5

INTERNAL BODY PARTS 身体の部位 (内部) ········ 5

神経系 ·· 5

感覚系/視覚 ·· 5

感覚系/聴覚 ·· 6

呼吸器系 ··· 6

循環器系 ··· 6

血液・免疫系 ··· 7

消化器系 ··· 8

内分泌系 ···················· 9

泌尿器系 ···················· 9

男性生殖器系 ···················· 9

女性生殖器系 ···················· 10

筋骨格系 ···················· 10

その他 ···················· 11

2 BODY FUNCTIONS 身体機能 ···················· 13

GENERAL FUNCTIONS 一般的機能 ···················· 14

SEXUAL FUNCTIONS 性機能 ···················· 15

3 SYMPTOMS AND ABNORMALITIES 症状と異常 ···················· 19

RESPIRATORY SYSTEM 呼吸器系 ···················· 20

CIRCULATORY SYSTEM 循環器系 ···················· 20

NERVOUS SYSTEM 神経系 ···················· 21

DIGESTIVE SYSTEM 消化器系 ···················· 22

URINARY SYSTEM 泌尿器系 ···················· 23

REPRODUCTIVE SYSTEM 生殖器系 ···················· 24

SENSORY SYSTEM 感覚系 ···················· 24

MUSCULOSKELETAL SYSTEM 筋骨格系 ···················· 25

SKIN 皮膚関係 ···················· 26

GENERAL SYMPTOMS その他一般的な症状 ···················· 27

4 DISEASES AND WOUNDS 病気と傷害 ···················· 33

DISEASES OF THE RESPIRATORY SYSTEM
呼吸器系の病気 ···················· 34

DISEASES OF THE CIRCULATORY SYSTEM
循環器系の病気 ···················· 35

DISEASES OF THE BLOOD AND LYMPH
血液とリンパの病気 36

DISEASES OF THE NERVOUS SYSTEM
脳神経系の病気 36

DISEASES OF THE DIGESTIVE SYSTEM
消化器系の病気 37

DISEASES OF THE UROGENITAL SYSTEM
泌尿生殖器系の病気 40

WOMENS'S DISEASES 女性の病気 41

DISEASES OF THE EYE 眼の病気 42

DISEASES OF THE ENT 耳・鼻・のどの病気 43

DISEASES/WOUNDS OF THE BONES AND MUSCLES
骨・筋肉の病気・けが 43

TRAUMA 外傷 45

DISEASES OF THE SKIN 皮膚の病気 46

CHILDREN'S DISEASES 幼小児の病気 47

MENTAL DISEASES 精神の病気 48

OTHER DISEASES その他の病気 49

DEATH 死 52

⑤ MEDICAL EQUIPMENT AND MATERIALS
医療機器と材料 55

（歯科関係機器） 61

⑥ MEDICAL PROCEDURES 医療行為 63

DIAGNOSIS 診断 64

TESTS 検査 66

TREATMENT 治療 72

（歯科治療） 77

MEDICATION 薬物治療 ··· 78

NURSING 看護 ·· 83

FOOD 食物 ··· 85

7 HOSPITAL 病院 ··· 87

DEPARTMENTS OF MEDICINE・TYPES OF DOCTORS
診療科名・医師の種類 ··· 88

TYPES OF NURSES 看護師の種類 ································· 90

OTHER MEDICAL STAFF その他の医療従事者 ··············· 91

OTHER HEALTH CARE PERSONNEL その他の医療関係職 ··· 92

PARTS OF THE HOSPITAL 病院内の各名称 ··················· 92

EQUIPMENT 病院内の設備 ·· 94

MISCELLANEOUS その他 ·· 94

8 PUBLIC HEALTH 公衆衛生 ····································· 99

9 LIFESTYLE & LIFE STAGE 生活の仕方と人生の段階 ··· 107

LIFESTYLE 生活の仕方 ·· 108

LIFE STAGE 人生の段階 ·· 110

10 FACULTY OF MEDICINE 医学部 ··························· 113

ORGANIZATION 組織機構 ··· 114

SUBJECTS 科目 ·· 115

　一般教育・教養教育 ·· 115

　基礎医学 ·· 116

　臨床医学 ·· 116

　看護学 ··· 116

MISCELLANEOUS その他 ·· 117

BASIC SCIENCE TERMS 基本的科学用語 ················ 119

  Main Elements 主要元素 ·· 119

  Terms for Chemistry 化学用語 ······························ 120

  Terms for Physics 物理学用語 ······························ 123

  Terms for Biology 生物学用語 ······························ 125

  Miscellaneous その他の用語 ··································· 126

Part II Common Expressions in the Hospital
病院における日常表現

① THE PHYSICAL EXAMINATION 診察 ············· 129

EXAMINATION QUESTIONS 診察のための質問 ······· 130

  ① Chief Complaint (CC) (主訴を尋ねる質問) ··········· 130

  ② Present Illness (PI) (現病歴についての質問) ········· 130

    1) Location (症状の場所について) ······················ 130

    2) Quality (症状の特徴について) ························ 131

    3) Severity (症状の程度について) ······················ 131

    4) Timing (症状の時間経過について) ··················· 131

    5) Associated manifestations
      (症状の悪化要因や随伴症状について) ··············· 132

    6) Other questions (その他の質問) ···················· 132

  ③ Past History (PH) (既往歴についての質問) ········· 133

    1) Childhood Illnesses
      (子供の頃にかかった病気について) ················· 133

    2) Adult Illnesses
      (大人になってかかった病気・けがについて) ·········· 134

3) Hospitalization (入院・手術について) ……… 134

4) Immunizations (予防接種について尋ねる質問) … 134

5) Allergies (アレルギーについて) ……… 134

6) Medication (服用している薬について) ……… 134

7) Tests (これまでに受けた検査について) ……… 135

8) Tobacco / Alcohol / Drugs
(喫煙・飲酒・麻薬使用について尋ねる質問) ……… 135

4 Current Health Status
(現在の健康状態について尋ねる質問) ……… 136

(For Woman 女性に対して) ……… 136

5 Family History (FH) (家族歴についての質問) ……… 137

6 Social History (SH) (社会歴についての質問) ……… 138

INSTRUCTIONS / REQUESTS 指示・要請 ……… 138

(At a Dentist's Office 歯科医院で) ……… 144

DIAGNOSING 診断 ……… 145

REASSURING THE PATIENT 患者への励まし ……… 146

COUNSELING 助言 ……… 148

2 PATIENTS' COMPLAINTS/REQUESTS
患者の訴え，要求 ……… 151

HEAD 頭部関係 ……… 152

CHEST 胸部関係 ……… 154

ABDOMEN 腹部関係 ……… 155

EXTREMITIES 四肢関係 ……… 156

MEDICINE 投薬関係 ……… 157

SLEEP 睡眠関係 ……… 158

HOSPITAL LIFE 入院生活関係 ……… 158

MISCELLANEOUS その他 159

(At a Dentists' Office 歯科医院で) 161

❸ NURSING LANGUAGE FOR BEDSIDE CARE
病室での看護に関する言葉 163

GENERAL 一般 164

DIET 食事 164

VITAL SIGNS バイタルサイン 165

MOVING THE PATIENT 患者の移動 165

KINDNESS 心配り 166

MISCELLANEOUS INSTRUCTIONS その他の指示 167

SPIRITUAL CARE スピリチュアル・ケア 168

(Patients' concerns 患者側の心配) 168

(Hospitals' advice 病院側の助言) 168

付録 Basic Medical Prefixes, Suffixes, and Roots
医学英語の基本的な接頭辞，接尾辞，連結形

接頭辞 172

接尾辞 174

連結形 175

日本語索引 178

英語索引 210

コラム

類語のニュアンス 17
簡易単位換算表（長さ，重さ，容積，温度） 31
放射線量についてのメモ（環境省資料） 31
C〔a〕esarean section（帝王切開）の語源 86
Hospitalの語源 96
Abbreviations and Symbols for Note-taking
筆記用の略語と記号 97
Health Maintenance Organization (HMO) 105
SAYINGS ABOUT HEALTH 健康についての諺 170
語源の面白さ 176

音声ダウンロード方法

下記URLにアクセスします。
https://www.medicalview.co.jp/download/ISBN978-4-7583-0967-7/

QRコードを
ご活用ください。

● 本書の音声再生ページが表示されますので，
利用規約に同意の上，ご利用ください。
「音声を聴く」ボタンをクリックすると音声
が再生されます。ダウンロードする場合は
ご利用のブラウザのヘルプをご覧ください。

［注］お使いのPC・スマートフォン・タブレット端末の種類やブラウザによっては正常
に再生・ダウンロードできない場合があります。

＊QRコードは（株）デンソーウェーブの登録商標です。

編著者紹介

藤枝宏壽 (ふじえだ こうじゅ)

1933年生まれ。
京都大学文学部 (英文学科) 卒業。
福井県立藤島高等学校教諭,
福井工業高等専門学校教授,
福井医科大学教授を経て,
同大学 (現 福井大学) 名誉教授。
教授職中, 連合王国エセックス大学,
アメリカ合衆国イリノイ大学などに在外研究。
現在 真宗了慶寺住職 (英語法話も発信)。

玉巻欣子 (たままき きんこ) [第4版監修]

神戸大学教育学部卒業。
State University of New York 言語学部前期博士課程修了,
M.A. (Applied Linguistics)。
神戸大学大学院医学研究科卒業, 博士 (医学)。
福井医科大学非常勤講師,
神戸大学医学部非常勤講師 (英語),
近大姫路大学看護学部准教授を経て,
現在 神戸薬科大学英語第二研究室教授。

Randolph Mann

1947年 米国ノースダコタ州生まれ。
Iowa State University 卒業, Master of Arts (TESOL)。
Glidden-Ralston 高校教員,
Iowa State University 教員,
亜細亜大学講師, 福井医科大学外人教師を歴任後, 帰国。
Minnesota state Community College ELL プログラム
教員・主事として勤務。

凡例 (Part Ⅰ 1〜10)

日常で使われる
重要な語彙

節番号

節タイトル

章番号

項目タイトル

音声あり
このマークが付
いている単語は,
音声をダウンロ
ードできます。

専門的で重要な
語彙

専門的な語彙

日常で使われる
語彙

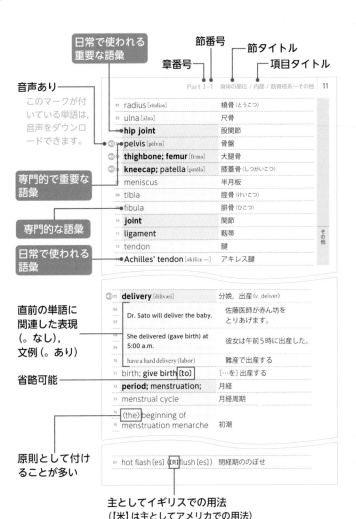

Part Ⅰ-1　身体の部位 / 内部 / 筋骨格系〜その他　11

01	radius [réidiəs]	橈骨 (とうこつ)
02	ulna [ʌ́lnə]	尺骨
	hip joint	股関節
	pelvis [pélvis]	骨盤
	thighbone; femur [fíːmə]	大腿骨
	kneecap; patella [pətélə]	膝蓋骨 (しつがいこつ)
	meniscus	半月板
08	tibia	脛骨 (けいこつ)
	fibula	腓骨 (ひこつ)
10	joint	関節
11	ligament	靱帯
12	tendon	腱
	Achilles' tendon [əkíliːz —]	アキレス腱

その他

直前の単語に
関連した表現
(。なし),
文例 (。あり)

省略可能

05	delivery [dilívəri]	分娩, 出産 (v. deliver)
06 07	Dr. Sato will deliver the baby.	佐藤医師が赤ん坊を とりあげます。
08 09	She delivered (gave birth) at 5:00 a.m.	彼女は午前5時に出産した。
10	have a hard delivery (labor)	難産で出産する
11	birth; give birth [to]	〔…を〕出産する
12	period; menstruation;	月経
13	menstrual cycle	月経周期
14 15	⟨the⟩ beginning of menstruation menarche	初潮

原則として付け
ることが多い

| 09 | hot flash [es] ([英] flush [es]) | 閉経期ののぼせ |

主としてイギリスでの用法
([米] は主としてアメリカでの用法)

Medical Terms Everybody Uses
日常医療英語の語彙

1
BODY PARTS
身体の部位

	EXTERNAL BODY PARTS	身体の部位 (外部)
頭部	02 **head**	頭
	03 **scalp**	頭皮，頭の表面の部分
顔	04 **face**	顔
	05 **hair**	髪
	06 **forehead** [fɔ́:rɪd, fár-, fɔ́:rhèd]	額 (ひたい)
	07 **temple**	こめかみ
	08 **eyebrow** [áɪbràu]	眉 (まゆ)
	09 **eyelash**	睫毛 (まつげ)
	10 **eyelid**	瞼 (まぶた)
	11 inner (outer) corner of the eye	目元 (目尻)
	12 **eye**	目
	13 **ear**	耳
	14 **earlobe**	耳たぶ
	15 auricle	耳介《耳の外側の貝殻状部分。俗に言う「耳」》
	16 **nose**	鼻
	17 nostril [nástrəl]	鼻孔
	18 **cheek**	頬 (ほお)
	19 **mouth**	口
	20 **lip**	唇
	21 **jaw** [dʒɔ́:]	顎 (あご)
	22 **chin**	顎先，頤 (おとがい)
頸部	23 **neck**	首
	24 nape	うなじ
	25 **Adam's apple**	喉仏 (のどぼとけ)
上肢/肩・腕	26 **shoulder**	肩
	27 **arm**	腕
	28 **armpit; axilla**	腋 (脇) の下；腋窩 (えきか)
	29 **elbow**	肘 (ひじ)
	30 **upper arm; brachium**	二の腕；上腕

01 02	**forearm; antebrachium** [fɔ́əɑ:m]	前腕
03	**wrist** [ríst]	手首
04	**hand**	手
05	back of the hand	手の甲
06	**palm** [pɑ́:m]	掌 (てのひら)
07	**knuckle** [nʌ́kl]	指関節
08	**finger** [fíŋɡə:r]	指
09	**thumb** [θʌ́m]	親指
10 11 12	**index (the first) finger; forefinger**	人差し指《医学用語としては，親指をthe first fingerとするので人差し指はthe second finger，小指はthe fifth fingerである》
13	**middle (the second) finger**	中指
14	**ring (the third) finger**	薬指
15	**little finger**	小指
16	fingerprint	指紋
17	**nail**	爪
18	white of the [finger] nail	爪半月 (そうはんげつ)
19	cuticle [kjú:tɪkl]	爪の付け根のあま皮
20	**chest; thorax**	胸〔部〕
21	**breast** [brést]	乳房，胸《胸部の前表面》
22	nipple	乳頭
23	**trunk**	胴
24 25	**abdomen** [æbdəmən, æbdóu-]**; belly; tummy** [tʌ́mi]	腹，腹部《tummyは小児語》
26 27	**pit of the stomach; epigastrium; epigastric area**	みぞおち，心窩部
28	**side; flank**	わき腹
29 30	**navel** [néivl]**; belly button; umbilicus** [umbíləkəs]	臍 (へそ)

上肢／手

体幹／胸

体幹／腹

体幹／背	01	**back; dorsum**	背
	🔊 02	**waist** [wéɪst]	ウエスト《腰のくびれ》
	03	**lower back**	腰
	04	**hip**	腰《腰の突出部》
体幹／臀部	🔊 05	**buttocks** [bʌ́təks]	臀部 (でんぶ)
	06	genital area [dʒénətl —]	陰部
	07	groin; inguinal area	鼠径 (蹊) 部
	08	pubic hair	恥毛
下肢／大腿・膝・下腿	🔊 09	**thigh** [θáɪ]; **femur**	大腿
	10 11	**lap**	膝 (ひざ)《座ったときの腰から膝頭までの部分》
	12	**leg**	脚
	🔊 13	**knee** [níː]	膝 (ひざ)，膝頭 (ひざがしら)
	🔊 14	**calf** [kæf, kɑːf]	ふくらはぎ
	15	**shin**	すね
	🔊 16	**ankle** [ǽŋkl]	足首
	17	**foot**（単）**; feet**（複）	足
	18 19	the top side of the foot; instep	足の甲
	20	sole [sóul]	足の裏
	21	**heel**	踵 (かかと)

01	arch	土踏まず
02	toe [tóu]	足指，趾
03	big toe; ⟨the⟩ first toe	母趾
04	⟨the⟩ second toe	第二趾
05	⟨the⟩ third toe	第三趾
06	⟨the⟩ fourth toe	第四趾
07	little toe; ⟨the⟩ fifth toe	第五趾
08	upper (lower) extremity	上 (下) 肢
09	skin	皮膚
10	pore [pɔ́ːr]	毛穴

皮膚

11		
12	**INTERNAL BODY PARTS**	**身体部位 (内部)**
13	brain	脳
14	cerebrum [sérəbrəm, səríːbrəm]	大脳
15	cerebellum [sèrəbéləm]	小脳
16	brain stem; brainstem	脳幹
17	meninges [məníndʒiːz] ⟨複⟩;	髄膜
18	meninx ⟨単⟩	
19	spinal cord [spáɪnl —]	脊髄
20	nerve	神経
21	sympathetic nerve	交感神経
22	parasympathetic nerve	副交感神経
23	central nervous system (CNS)	中枢神経系
24	peripheral nervous system (PNS)	末梢神経系
25	eyeball	眼球
26	cornea [kɔ́ːnɪə]	角膜
27	iris [áɪ(ə)rɪs]	虹彩
28	pupil [pjúːpəl]	瞳孔
29	white of the eye; sclera	白目の部分；強膜
30	lens	水晶体

神経系

感覚系／視覚

感覚系／視覚	01	**optic nerve**	視神経
	02	retina [rétənə]	網膜
	03 04	tear gland; lachrymal (lacrimal) gland	涙腺
	05	tear duct	涙管
感覚系／聴覚	06	acoustic [əkúːstik] nerve	聴神経, 内耳神経
	07	outer ear	外耳
	08	auditory canal [ɔ́ːdətɔ̀ːri kənǽl]	外耳道
	09 10	**eardrum;** tympanic membrane	鼓膜
	11	**middle ear**	中耳
	12	inner ear	内耳
	13 14	pharyngotympanic (auditory) tube	耳管
呼吸器系	15	nasal cavity [néizl kǽvəti]	鼻腔
	16	**throat**	喉
	17	pharynx [fǽriŋks]	咽頭
	18	**voice box;** larynx	喉頭
	19	**vocal cords (chords)**	声帯
	20	**windpipe; trachea** [tréikiə]	気管
	21 22	**bronchial tube** [bráŋkiəl —]; **bronchus** [bráŋkəs, brɔ́ŋ-]	気管支
	23	**lung**	肺
	24	diaphragm [dáiəfræm]	横隔膜
	25	**tonsil** [tánsl]	扁桃〔腺〕
	26	adenoids [ǽdənɔ̀idz]	アデノイド
循環器系	27	**heart**	心臓
	28	〔blood〕 vessel	血管
	29	**artery** [áːrtəri]	動脈
	30	**vein**	静脈, 血管

01	〔blood〕capillary [kǽpəlèri]	毛細〔血〕管
02	aorta [eɪɔ́ːrtə]	大動脈
03	〔vena〕cava [kéɪvə, kǽvə]	大静脈
04	superior vena cava	上大静脈
05	inferior vena cava	下大静脈
06	coronary artery	冠〔状〕動脈
07	carotid artery	頸動脈
08	jugular vein [dʒʌ́gjələr —]	頸静脈
09	left (right) atrium [— éɪtriəm]	左 (右) 心房
10	left (right) ventricle	左 (右) 心室
11	[— véntrɪkl]	
12	valve [vǽlv]	弁
13	aortic (tricuspid, mitral) valve	大動脈 (三尖；僧帽) 弁
14	blood	血液
15	blood platelet;	血小板
16	thrombocyte	
17	plasma [plǽzmə]	血漿
18	red blood cell (RBC);	赤血球
19	erythrocyte [ɪríθrəsàɪt]	
20	spleen	脾臓
21	white blood cell (WBC);	白血球
22	leukocyte [lúːkəsàɪt]	
23	bone marrow	骨髄
24	lymph [límf]	リンパ
25	lymph vessel; lymph duct	リンパ管
26		リンパ腺；リンパ節
	lymph gland; lymph node	《医学用語としては lymph node
27		「リンパ節」が正式の名称》
28	lymphocyte [límfəsàɪt]	リンパ球
29	B cell	B細胞
30	T cell	T細胞

血液・免疫系

血液・免疫系	01	natural killer (NK) cell	NK〔ナチュラルキラー〕細胞
	02	monocyte	単〔核〕球
	03	eosinophil	好酸球
	04	neutrophil	好中球
	05	basophil	好塩基球
	06	phagocyte	食細胞
	07	macrophage	マクロファージ
消化器系	08	**tongue** [tʌ́ŋ]	舌
	09	**saliva** [səláɪvə] **; spit**	唾液
	10	**tooth** (単)**; teeth** (複)	歯
	11	lower teeth	下歯
	12	upper teeth	上歯
	13	front tooth	前歯
	14	back tooth	奥歯
	15	eyetooth; dog tooth;	犬歯，糸切り歯
	16	canine tooth [kéɪnàɪn —]	
	17	molar [móulər]	臼歯
	18	incisor [ɪnsáɪzə]	切歯，門歯
	19	wisdom tooth	親しらず
	20	**baby tooth; milk tooth**	乳歯
	21	**permanent tooth; adult**	永久歯
	22	**tooth**	
	23	**gum; gingiva** [dʒíndʒəvə]	歯茎，歯肉
	24	root	歯根
	25	enamel [ɪnǽməl]	エナメル質
	26	palate [pǽlət]	口蓋
	27	uvula [júːvələ]	口蓋垂，のどちんこ
	28	**esophagus** [ísɑ́fəgəs]	食道
	29	**stomach** [stʌ́mək]	胃
	30	**gastric juice** [gǽstrɪk —]	胃液

🔊	01	duodenum [djùːədíːnəm]	十二指腸
	02	**small bowel** (intestine)	小腸
	03	**large bowel** (intestine)	大腸
	04	colon	結腸《colonは大腸全体を表すこともある》
	05	appendix	虫垂
🔊	06	rectum [réktəm]	直腸
	07	anus [éɪnəs]	肛門
🔊	08	**stool; poop; feces** [fíːsiːz]	大便
	09	**liver**	肝臓
🔊	10	gallbladder [gɔ́ːlblædər]	胆嚢
	11	bile [báɪl]	胆汁
🔊	12	pancreas [pǽŋkrɪəs]	膵臓
	13	pancreatic juice	膵液
	14	hypothalamus [hàɪpəθǽləməs]	視床下部
	15	pineal gland [píniəl—, páin—]	松果体
🔊	16	thyroid gland [θáɪrɔɪd —]	甲状腺
	17	thymus (gland) [θáɪməs]	胸腺
🔊	18	adrenal gland [ədríːnəl —]	副腎
	19	**hormone**	ホルモン
🔊	20	insulin [ínsəlɪn, -sju-]	インスリン
	21	endocrine gland [éndəkràɪn —]	内分泌腺
	22	**kidney**	腎臓
	23	ureter [júərətə]	尿管
	24	**bladder**	膀胱
	25	urethra [juəríːθrə]	尿道
🔊	26	**urine** [júərɪn]	尿
	27	seminal vesicle [— vésɪkl]	精嚢
	28	**sperm**	精子
	29	vas deferens [vǽs défərènz]	精管
🔊	30	penis [píːnis]	陰茎

内分泌系

泌尿器系

男性生殖器系

男性生殖器系		
01	foreskin	包皮
02	prostate gland [prásteit glǽnd]	前立腺
🔊 03	**testicle** [téstɪkl] ; **testis** [téstɪs]	精巣，睾丸
04	scrotum [skróutəm]	陰嚢
05	semen [síːmən]	精液
女性生殖器系		
06	mammary glands	乳腺
🔊 07	**ovary** [óuvəri]	卵巣
🔊 08	**ovum** [óuvəm]	卵子
09	Fallopian tube [fəlóupiən —] ;	卵管
10	uterine tube	
🔊 11	**uterus** [júːtərəs] ; **womb** [wúːm]	子宮
12	cervix of uterus	子宮頸（頚）
🔊 13	**vagina** [vədʒáinə]	腟
14	clitoris [klítərɪs]	クリトリス，陰核
🔊 15	**placenta** [pləséntə]	胎盤
16	umbilical cord [ʌmbílɪkl —]	へその緒，臍帯 (さいたい)
17	(umbilical) cord blood	臍帯血
🔊 18	**amniotic fluid** [æmniátɪk —]	羊水
🔊 19	**embryo** [émbrɪòu]	胎芽 (たいが)《受精後8週以内》
🔊 20	**fetus** [fíːtəs]	胎児《妊娠9週以上》
筋骨格系		
21	**bone**	骨
22	cartilage [káːrtəlɪdʒ]	軟骨
🔊 23	**muscle** [mʌ́sl]	筋肉
24	**flesh**	肉
25	**tendon**	腱
26	skull; cranium	頭蓋骨
27	cheekbone	頬骨
28	nasal bone [néɪzl —]	鼻骨
29	**upper jaw**; maxilla	上顎 (じょうがく) 骨
30	**lower jaw**; mandible	下顎 (かがく) 骨

01	⟨the⟩ **backbone; spine**	脊椎，背《背骨全体》
02	vertebra [vɔ́ːrtəbrə]	椎骨《背骨を構成する個々の骨》
03	**rib; costa**	肋骨
04	**collarbone; clavicle** [klǽvəkl]	鎖骨
05 06	**shoulder blade; scapula** [skǽpjulə]	肩甲骨
07	**breastbone; sternum**	胸骨
08 09	**upper arm bone; humerus** [hjúːmərəs]	上腕骨
10	radius [réɪdiəs]	橈骨 (とうこつ)
11	ulna [ʌ́lnə]	尺骨
12	**hip joint**	股関節
13	pelvis [pélvɪs]	骨盤
14	**thighbone; femur** [fíːmə]	大腿骨
15	**kneecap; patella** [pətélə]	膝蓋骨 (しつがいこつ)
16	meniscus	半月板
17	tibia	脛骨 (けいこつ)
18	fibula	腓骨 (ひこつ)
19	**joint**	関節
20	**ligament**	靱帯
21	tendon	腱
22	**Achilles' tendon** [əkíliːz —]	アキレス腱
23	body fluids	体液
24	eye matter	目やに
25	**earwax**	耳垢
26	fatty tissue [— tíʃuː]	体脂肪
27 28	sputum [spúːtəm]; phlegm [flém]	痰
29	gland	腺
30	Mongolian spot	蒙古斑，小児斑

その他			
🔊	01	**mucus** [mjú:kəs]	粘液
🔊	02	**mucosa** [mju:kóusə]	粘膜
	03	nasal mucus	鼻くそ《俗語では snot, booger ともいう》
🔊	04	**pus** [pʌ́s]	膿
	05	plaque [plǽk]	歯垢
	06	tartar [tɑ́:rtər]	歯石
	07	**runny nose; nasal**	鼻水
	08	discharge	
🔊	09	**sweat** [swét]	汗
	10	**tear**	涙

2
BODY FUNCTIONS
身体機能

身体機能の中で，基本的ではあるがあまりに単純だと思われる eat, sleep, run, walk, speak, think, cry, laugh などの単語はここでは省略した。

01	**GENERAL FUNCTIONS**	一般的機能
02	**hear**	聞こえる
03	**feel**	〔指などで〕触ってみる, 感じる
04	**see**	見える
05	**smell**	においを嗅ぐ
06	**taste**	味わう
07	**touch**	触れる
08	**memorize**	記憶する
09	**recall**	思い出す
10	**dream**	夢をみる
11	**bend**	体を折り曲げる
12	**crawl** [krɔ́:l]	這(は)う
13	**exercise**	体操する
14	**grip; grasp**	しっかりつかむ
15	**hop**	ぴょんぴょん跳ぶ
16	**squat** [skwát] **; crouch** [kráutʃ]	膝を曲げる, しゃがむ
17	**stretch**	手足を伸ばす
18	**scratch 〔one's back〕**	〔背中を〕掻く
19	**blink**	まばたきする
20	**squint** [skwínt]	目を細めて見る
21	**water**	涙(唾)が出る
22	**rub 〔one's eyes〕**	〔眼を〕こする
23	**breathe** [brí:ð]	呼吸する
24	**cough** [kɔ́:f]	咳をする
25	**clear one's throat**	咳払いをする
26	**blow one's nose**	鼻をかむ
27	**sneeze** [sní:z]	くしゃみをする
28	**sniffle**	鼻をすする〔こと〕
29	**yawn** [jɔ́:n]	あくびをする
30	**talk in one's sleep**	寝言を言う

01	salivate [sǽləvèɪt]	唾液が出る
02	drool [drúːl]	涎（よだれ）をたらす
03	teethe; cut one's teeth [tíːð]	（幼児が）歯が生える
04	chew	噛（か）む，咀嚼（そしゃく）する
05	swallow [swɑ́lou, swɔ́ləu]	飲み込む
06	digest [daɪdʒést, dɪ-]	消化する
07	burp [bə́ːrp]; belch	げっぷする
08	hiccup [híkʌp]	しゃっくりをする
09	excrete [ɪkskríːt]	排泄する
10 11	pass gas; fart [fɑ́ːrt]	おならを出す 《n. gas; flatulence [flǽtʃələns]》
12 13	sweat [swét]; perspire [pərspáɪər]	汗をかく，発汗する
14 15	have a bowel movement; go No.2 [— báuəl —]	通じがある，大便をする
16	go poop	大便をする《主に小児語》
17 18	urinate [júərənèɪt]; pass water; go No.1	小便をする
19	pee; take a pee	おしっこをする《主に小児語》
20	circulation [sə̀ːrkjəléɪʃən]	〔血液の〕循環
21	metabolism [mətǽbəlìzm]	代謝
22	immune function [ɪmjúːn —]	免疫機能
23	hormone production	ホルモン分泌
24	secretion	分泌《v. secrete》
25		
26	**SEXUAL FUNCTIONS**	**性機能**
27	**sexual intercourse; coitus**	性交
28	have sex with ...; sleep with …	…とセックスする，性交する
29	erection	勃起
30	ejaculation	射精

01 02	**wet dream;** nocturnal emission	夢精
03	masturbation	自慰
04	contraction [kɑntrǽkʃən]	子宮収縮，陣痛
🔊 05	**delivery** [dɪlívəri]	分娩，出産《v. deliver》
06 07	Dr. Sato will deliver the baby.	佐藤医師が赤ん坊をとりあげます。
08 09	She delivered (gave birth) at 5:00 a.m.	彼女は午前5時に出産した。
10	have a hard delivery (labor)	難産で出産する
11	birth; **give birth (to)**	〔…を〕出産する
12	**period; menstruation;**	月経
13	menstrual cycle	月経周期
14 15 16	〈the〉 beginning of menstruation menarche [— menɑ́:ki]	初潮
🔊 17	**ovulation** [òuvjəléɪʃən]	排卵
18	fertilization [fə̀:rtəlaizéɪʃən]	受精
🔊 19	**conception** [kənsépʃən]	受胎
🔊 20 21	**pregnancy** [prégnənsi] ; **gestation** [dʒestéɪʃən]	妊娠〔状態〕
🔊 22	**labor** [léibər]	分娩《陣痛開始から出産までの過程》
23	have labor pains	陣痛が起きている
24	lactation [læktéɪʃən]	乳汁の分泌

01	類語のニュアンス	
02	shuffle	すり足で歩く
03	stagger	よろよろ歩く
04	stride	大またで歩く
05	toddle	よちよち歩く
06	tramp	重い足取りで(どしんどしん)歩く
07	trudge	重い足取りで(とぼとぼ)歩く
08	waddle	(体を揺らしながら)よたよた歩く
09 10	blurt	出し抜けに言い出す, うっかり口をすべらせる
11	mumble	つぶやくように言う
12	shout	大声で言う
13	stutter	つまって(どもって)言う
14	whimper	泣き声で言う
15	whisper; murmur	ささやくように言う
16	eye	〔好奇心から〕じろじろ見る
17	gaze	〔興味をもって〕見つめる
18	glance	〔意図的に〕ちらっと見る
19	glare	にらみつける
20	peep	のぞき見る
21	stare	〔驚き, 恐れで〕じっと見る
22	watch	〔動くものを〕じっと見る

3
SYMPTOMS AND ABNORMALITIES
症状と異常

Attention!

「…の症状がある」という表現には次のようなものがある。

(1) have a cough (diarrhea; a poor appetite)
(2) suffer from migraines (severe cough; insomnia)
    "have" と "suffer from" はたいてい同様に使われるが，suffer fromは比較的苦痛の多い症状について使われることが多い。
(3) be constipated (dizzy; nauseous)
(4) feel bloated (dizzy; nauseous)
(5) have a …ing problem (disorder)
    have a snoring (breathing) problem

Part I -4「DISEASES AND WOUNDS」も参照。

本節で🔊の付いている単語は音声をダウンロードできます。

01	RESPIRATORY SYSTEM	呼吸器系
02	choking	窒息すること，息が詰まること
03	**coughing** [kɔ́:fɪŋ, káfɪŋ]	咳をすること
04 05	coughing up blood (phlegm)	喀血する（咳をして痰を出す）こと
06 07	**difficulty in breathing; dyspnea**	呼吸困難
08	**hoarseness** [hɔ́:rsnɪs]	声のかすれ，嗄声（させい）
09	lose one's voice; be hoarse	声が出なくなる；声がかれる
10	irregular breathing	呼吸異常
11 12 13	**nasal congestion** [— kəndʒéstʃən]; **congested (stuffy) nose**	鼻づまり
14	**nosebleed**	鼻血
15	rapid breathing	頻呼吸
16	shallow breathing	表在呼吸
17	**shortness of breath**	息切れ
18	**snoring** [snɔ́:rɪŋ]	いびきをかくこと
19	**sore throat**	喉の痛み
20 21	**wheezing** [ʍíːzɪŋ]	ぜいぜい息をすること；喘鳴（ぜんめい）
22		
23	CIRCULATORY SYSTEM	循環器系
24 25	abnormal heart rhythm; **arrhythmia** [əríðmiə]	不整脈
26	atrial fibrillation	心房〔性〕細動
27 28	**bleeding; hemorrhage** [hémərɪdʒ]	出血
29	**blood clot**	血塊

01 02	blood clot in a blood vessel; **thrombus**	血栓
03 04	blood congestion [— kəndʒéstʃən]	うっ血
05	**cardiac arrest**	心停止
06	coarctation	縮窄〔症〕
🔊 07	**heart murmur** [— mə́:rmər]	心雑音
08 🔊 09	**high blood pressure; hypertension** [hàipərténʃən]	高血圧
10	internal bleeding	内出血
11 🔊 12	**low blood pressure; hypotension** [hàipəténʃən]	低血圧
🔊 13	**palpitation** [pæ̀lpətéiʃən]	動悸《v. palpitate》
14	rapid pulse; tachycardia	頻脈
15	tachyarrhythmia	頻脈型不整脈
16	slow pulse; bradycardia	徐脈
17	bradyarrhythmia	徐脈型不整脈
🔊 18	**varicose veins** [væ̀rəkòus —]	〔特に脚部の〕静脈瘤
19		
20	**NERVOUS SYSTEM**	**神経系**
🔊 21	**coma** [kóumə]	昏睡
22	be in a coma	昏睡状態にある
23	comatose [kóumətòus]	昏睡〔状態〕の
🔊 24	**concussion** [kənkʌ́ʃən]	脳震盪 (のうしんとう)
25	**delirium**	譫妄 (せんもう)
26	disorientation	見当識障害, 方向感覚喪失
27	be (feel) disoriented	方向感覚を失う
🔊 28	**fainting; syncope** [síŋkəpì:]	気絶すること

01	faint; pass out; (have)	
02	blackout (s) ; have	気絶する
03	fainting spells	
🔊 04	fit; seizure [s] [síːʒər (s)]	〔てんかん性の〕発作
05	forgetfulness	物忘れ
🔊 06	headache [hédèɪk]	頭痛
07	have a [splitting; pounding]	頭が〔割れるように;ずき
08	headache	ずき〕痛む
09	loss of memories;	
10	amnesia [æmníːʒə]	記憶喪失
11	suffer from (have) memory loss	記憶を喪失する
🔊 12	migraine [máɪgreɪn]	片 (偏) 頭痛
13	nervousness	不安, 神経質, いらいら
14	slurred speech	不明瞭な発話
15	stuttering	吃音
16	stupor [stjúːpər]	意識朦朧
17	be in a stupor	意識がない
18		
19	**DIGESTIVE SYSTEM**	消化器系
🔊 20	**appetite loss;** anorexia	食欲不振
21	[ǽpətàɪt —]	
22	**bad bite;** malocclusion	不正咬合, 噛み合わせの
23	[mæləklúːʒən]	悪い歯
24	bleeding gums	歯茎の出血
🔊 25	**bloating** [blóʊtɪŋ]	お腹が張ること
26	be (feel) bloated	お腹が張っている (感じがする)
27	**bloody stool;**	血便;血便排泄
28	hematochezia	
29	buckteeth	反 (そ) っ歯
🔊 30	**constipation** [kànstəpéɪʃən]	便秘
31	be constipated	便秘している

01	crooked teeth	歯並びの悪い歯
02	**diarrhea** [dàɪəríːə]	下痢
03	have diarrhea (loose bowels)	下痢をしている
04 05	difficulty in swallowing (chewing)	飲み込み (咀嚼) の困難
06	double tooth	八重歯
07	gagging [ɡǽɡɪŋ]	吐き気《喉元での》
08	**heartburn**	胸焼け
09	**indigestion; dyspepsia**	消化不良
10	**nausea** [nɔ́ːzɪə, -ʒə, -sɪə, -ʃə]	むかつき，吐き気
11 12	feel sick to (at; in) one's stomach; be nauseated; be nauseous	吐き気がする
13	**stomachache** [stʌ́məkèɪk]	腹痛
14	have a (terrible; slight) stomachache	〔ひどい；少し〕腹痛がする
15 16	stomach cramps; gastrospasm	胃痙攣 (けいれん)
17	**toothache**	歯痛
18	**upset stomach**	胃の調子が悪いこと
19	**vomiting** [vάmɪtɪŋ, vɔ́m-]	嘔吐
20	throw up; vomit	吐く
21		
22	**URINARY SYSTEM**	**泌尿器系**
23	**bedwetting** [bédwètɪŋ]	夜尿症
24	wet the bed	おねしょをする
25	**bloody urine; hematuria**	血尿
26 27	**frequent urination** [— jùərənéɪʃən]	頻尿
28 29	**(urinary) incontinence;** urine leakage	尿失禁
30	painful urination	排尿時の痛み
31	have pain when urinating	排尿時に痛む

01	**REPRODUCTIVE SYSTEM**	生殖器系
02	breech delivery (birth)	逆子出産
03 04	discharge 〔from the penis or vagina〕	〔陰茎や腟からの〕分泌物, おりもの
05 06	**heavy periods; dysmenorrhea** [dìsmenərí:ə]	月経困難
07 08	abnormal vaginal bleeding	不正出血《少量の場合, spottingとも言う》
09	hot flash 〔es〕 (〔英〕flush 〔es〕)	閉経期ののぼせ
10	**irregular periods**	月経異常
11	**lump** 〔in the breast〕	〔乳房の〕しこり
12 13	**miscarriage; spontaneous abortion** [— əbɔ́:rʃən]	流産
14	have a miscarriage; miscarry	流産する
15	**morning sickness**	つわり
16	premature labor 〔pains〕	早産〔の陣痛〕
17	severe menstrual cramp 〔s〕	ひどい生理痛
18		

19	**SENSORY SYSTEM**	感覚系
20	**bloodshot eyes**	充血した眼
21	blurred vision [blə́:rd —]	視野のぼやけ
22	One's vision is blurred (blurry).	目がかすむ。
23 24	**buzzing (ringing) in the ears; tinnitus** [tənáɪtəs]	耳鳴り
25	dilation of the pupil	瞳孔散大
26	eyestrain; asthenopia	眼精疲労
27	**earache** [íərèɪk]	耳痛
28 29	feeling of fullness in the ear	耳が詰まる感じ
30	light sensitivity	光過敏

01 loss of balance (hearing;	平衡感覚 (聴覚；感覚；味覚)
02 feeling; taste)	喪失
03 squinting [skwíntɪŋ]	絶えず目を細めて見ること；斜視
🔊 04 **vertigo** [və́ːtɪɡou]	回転性のめまい
05 **watery eyes**	涙目
06	

07 MUSCULOSKELETAL SYSTEM	筋骨格系
08 **backache; backpain**	背中の痛み
09 bent-over posture [— pástʃər]	腰の曲がった姿勢
10 bowleg; bow-leg	O脚
11 curvature of the spine	脊椎弯曲
12 [kə́ːvətʃə —]	
13 **charley horse**	筋肉痙攣 (硬直)
14 get (have) a charley horse in one's leg	足の筋肉がけいれんする
🔊 15 **cramp; (muscle) spasm**	(筋) 痙攣 (けいれん)
16 [— spǽzm]	
17 get a cramp in one's thigh	太ももにけいれんを起こす
18 **deformity**	奇形
19 be born deformed	奇形で生まれる
20 degeneration [of bones	〔骨や筋肉の〕退化
21 or muscles]	
22 **flatfoot**	扁平足
23 have flat feet; be flatfooted	扁平足である
24 funnel-chested [fʌ́nl tʃéstɪd]	漏斗胸の
25 humpback; hunchback;	ねこ背；脊椎 (脊柱) 後弯症
26 kyphosis [kaɪfóusɪs]	
27	〔歩行が不自由で〕片足を引き
limping	ずること，跛行 (はこう)
28	
29 limp; have a limp; walk with a limp	片足を引きずって歩く

01 02	**low (er) back pain; lumbago** [lʌmbéɪɡou]	腰痛
03	**numbness** [nʌ́mnɪs]	しびれ
04	**paralysis** [pərǽləsɪs]	麻痺，中風
05	be paralyzed	麻痺している
06	pigeon-breasted	鳩胸の
07	pigeon-toed	内股の
08	**shaking; trembling** [trémblɪŋ]	震え
09	**shivering** [ʃívərɪŋ]	〔主に寒さによる〕震え
10	**sore muscle (s)** [sɔ́ːr —]	筋肉痛
11	have stiff shoulders	肩がこる
12	have a crick in one's neck	首の筋を違える
13	**tenderness**	〔触れると痛む〕痛み，圧痛
14	be tender	押さえると痛む
15	**tic**	チック，〔特に顔面の〕痙攣
16	unsymmetrical posture	左右不均衡な姿勢
17	**weakness**	虚弱
18		
19	**SKIN**	**皮膚関係**
20	**acne; spot; pimple** [ǽkni]	にきび
21	age spot	老人性のしみ (斑点)
22	**blister**	水膨れ
23	**blood blister**	血豆
24	**boil**	おでき
25	**dandruff** [dǽndrəf]	ふけ
26	have bad dandruff	ひどいふけ性である
27	**eczema** [éksəmə, égz-]	湿疹
28	freckle	そばかす，雀斑
29	goose bumps; goose flesh	鳥肌
30	heavy sweating [— swétɪŋ]	多汗

01	**mole**	ほくろ，黒子
02	**prickly heat; heat rash**	汗疹 (あせも)
03	**rash**	発疹
04	diaper rash	おむつかぶれ
05	get a rash from …	…にかぶれる
06	**wrinkle**	しわ
07		
08	**GENERAL SYMPTOMS**	**その他一般的な症状**
09	**aching** [éikiŋ]	痛むこと
10	My legs (bones, muscles, etc.) ache.	足が痛む。
11	adhesion [ədhíːdʒən]	癒着
12	anaphylaxis [ænəfəlǽksis]	アナフィラキシー
13	atrophy [ǽtrəfi]	萎縮
14	**bad breath;** halitosis	口臭
15	[hæ̀lətóusis]	
16	**baldness**	はげ，禿頭
17	be [going; getting] bald	はげている (はげる)
18	cardiopulmonary arrest	心肺停止
19	catarrh [kətáːr]	粘膜の炎症，カタル
20	**chill**	寒気，悪寒
21	have a chill; have chills	寒気がする
22	**cold sweats**	冷や汗
23	complexion	顔色
24	convulsion [s] [kənvʌ́lʃən(z)]	ひきつけ，痙攣 (けいれん)
25	go into convulsions; have a seizure	ひきつけ (けいれん) を起こす
26	cyst [síst]	嚢胞 (のうほう)
27	dehydration [dìːhaɪdréɪʃən]	脱水症
28	**dizziness**	めまい
29	be dizzy	めまいがする
30	**drowsiness** [dráuzɪnɪs]	眠気

01	**dullness**	だるさ
02	dysfunction	機能不全，機能障害
03	edema [ɪdíːmə]	むくみ
◖◗ 04	fatigue [fətíːg]	疲労
05	**fever**	熱
06	run (have) a fever	熱がある
07	feverish; febrile	熱性の，熱のある
08 / 09	fit	発作 (急性疾患や咳の症状など)，痙攣《複数形はてんかん性の発作》
10	furry (hairy) tongue	毛舌《乳頭の異常伸長》
11	gangrene [ɡǽŋɡriːn]	壊疽 (えそ)
12	general malaise [— məléɪz]	全身倦怠感 (不定愁訴)
13	**growth**	腫瘍
14	**hair loss**	脱毛《全身の》
15	hyperglycemia	高血糖〔症〕
16	hypertrophy	肥大
17	hypothermia	低体温症
◖◗ 18	infertility [ɪnfəːtíləti, -fə-]	不妊症
◖◗ 19	**itching [ítʃɪŋ] ;**	痒 (かゆ) みがあること；
20	pruritus [pruəráɪtəs]	瘙痒〔感〕
21	have an itch on one's back	背中が痒い
22	My back itches.	
23	**inflammation**	炎症
◖◗ 24	jaundice [dʒɔ́ːndɪs] ; icterus	黄疸
25	be (look) jaundiced; have jaundice	黄疸が出ている
26	lethargy [líθədʒi]	倦怠，脱力感
27	be lethargic	無気力な，不活発な
28 / 29	low blood sugar; hypoglycemia	低血糖〔症〕
30	morning stiffness	朝のこわばり

01	necrosis [nèkróusɪs]	壊死 (えし)
02	**night sweats**	寝汗
03	occlusion	閉塞
04	**obesity** [oubíːsəti]	肥満
05	**over weight**	過体重
06	**pain**	痛み
07 08	have a 〔n〕〔abdominal; chest; neck〕pain	〔お腹；胸；首〕が痛い
09	have a 〔burning; constant〕pain	〔灼けるように；絶えず〕痛い
10	**paleness**	顔色が悪いこと
11	look pale	顔色が悪い
12	rejection	拒絶反応
13	**shock**	ショック症状
14	be in (go into) shock	ショック状態にある (なる)
15	spell	〔病気などの一時的な〕発作
16	have a dizzy spell	めまいがする
17	stenosis	狭窄
18	stretch marks	妊娠線《経産婦の腹部等に出る》
19 20	summer lethargy; heat fatigue	夏バテ
21	**swelling**	腫れ
22	be swollen	腫れている
23 24	teeth grating; grinding [gráɪndɪŋ]	歯ぎしり
25	grind one's teeth	歯ぎしりする
26	**thirst**	渇き、口渇
27	be 〔frequently〕thirsty	〔頻繁に〕喉が渇く
28	**tumor**	腫瘍
29 30	twitching of the eyelid (muscles)	まぶた (筋肉) の痙攣

01	underweight	低体重《標準体重以下》
02	wandering off	徘徊すること
03	wasting	やせ；るいそう
04	**weight loss (gain)**	体重減少（増加）
05	lose (gain) weight	体重が減る（増える）
06	withdrawal symptoms	禁断症状

簡易単位換算表 (長さ，重さ，容積，温度)

length

1 in. (inch) = 2.54cm

1 ft. (foot) = 12 in. = 30.48cm

1 yd. (yard) = 3 ft. = 91.44cm

1 mi. (mile) = 1.609km

weight

1 oz. (ounce) = 28.3495g

1 lb. (pound) = 16oz. = 0.4536kg

volume

1 pt. (pint) = [米] 0.4732L (liter) / [英] 0.5683L

1 qt. (quart) = 2pt. = [米] 0.9464L (liter) / [英] 1.137L

1 gal. (gallon) = 4qt. = 8pt.

　　 = [米] 3.785L (liter) / [英] 4.546L

temperature (Fahrenheit & Centigrade)

98.6° F = 37°C 〈C = (F − 32) × 5/9〉

放射線量についてのメモ (環境省資料)

一般公衆の年間総量限度 (安全基準)	1.0mSv (ミリシーベルト)
日本人1人あたりの自然放射線 (年間平均)	2.1mSv
胸部X線撮影	0.06mSv
X線CT検査 (胸部撮影平均)	9.1mSv
放射線業務技術者の被ばく線量限度	100mSv/5年かつ50mSv/年
人への影響が確認されている	100mSv以上
広島原爆 (爆心500m圏；ガンマ線)	35,000mSv

Medical Terms Everybody Uses
日常医療英語の語彙

4
DISEASES AND WOUNDS
病気と傷害

この章に挙げる病名は一般人がよく使うものである。つまり，専門語になっていない口語，および，専門語であっても日本で一般人がよく耳にしたり口にするような類いの語も載せている。

Part I-3「SYMPTOMS AND ABNORMALITIES」も参照。

本節で ◀) の付いている単語は音声をダウンロードできます。

注1 "cancer of〔the lung〕〔肺〕ガン"型の表現は多くの器官について可能なので，掲載を省略した。

注2 "the flu"のように通常定冠詞とともに用いられる病名は"〈the〉flu"のように表記してある。

注3 「〔病気に〕かかっている」の表現には次のようなものがある。

　(1) **be afflicted with**〔jaundice; polio; cirrhosis; emphyse-ma; hemophilia, etc.〕

　(2) **have**〔a cold; the flu; a heart attack; the measles; a canker sore; shingles, etc.〕

　(3) 〔be〕suffer〔ing〕from〔a cold; asthma; an ulcer; tennis elbow; angina, etc.〕

注4 「〔病気に〕かかる」の表現には次のようなものがある。

　(4) **get**〔a cold; syphilis; cancer; the mumps; pneumonia; leukemia, etc.〕

　(5) **catch**〔a cold; the flu; the measles; the clap; chicken pox, etc.〕

　(6) **contract**〔tuberculosis; HIV; mononucleosis; herpes; hepatitis, etc.〕

　(7) **come down with** the flu

DISEASES OF THE RESPIRATORY SYSTEM	呼吸器系の病気
asthma [ǽzmə]	喘息
bronchitis [brɑŋkáɪtɪs]	気管支炎
collapsed lung; pneumothorax [njùːməθɔ́ræks]	気胸
common cold	風邪，感冒
head (chest) cold	鼻 (胸部に入った) 風邪
chronic obstructive pulmonary disease (COPD)	慢性閉塞性肺疾患

01 02	COVID-19 (corona virus disease 2019)	2019年に発生した新型コロナウイルス感染症
03	emphysema [èmfəzíːmə, -síː-]	肺気腫
04	〈the〉flu; influenza [ìnfluénzə]	流行性感冒
05	**lung cancer**	肺がん
06	pleurisy [plúərəsi]	肋膜炎，胸膜炎
07	**pneumonia** [n(j)uːmóunjə]	肺炎
08	pyothorax [paɪəθɔ́ːræks]	膿胸
09 10	severe acute respiratory syndrome (SARS)	重症急性呼吸器症候群
11 12 13	silicosis [sìləkóusɪs]; pneumonoconiosis [n(j)ùmənoukòunióusɪs]	珪肺症；肺塵症（塵肺）
14 15	**sleep apnea** [— æpniə] **syndrome**	睡眠時無呼吸症候群
16 17	**tuberculosis (TB) 〈of the lung〉** [tjubəkjəlóusɪs —]	〔肺〕結核
18		

<table>
<tr><td>19 20</td><td>DISEASES OF THE CIRCULATORY SYSTEM</td><td>循環器系の病気</td></tr>
</table>

21 22	acute coronary syndrome (ACS)	急性冠症候群
23 24	**angina 〈pectoris〉** [ænʤáɪnə 〈péktərɪs〉]	狭心症
25	aneurysm [ǽnjərìzm]	動脈瘤
26	cardiomyopathy	心筋症
27	dilated cardiomyopathy	拡張型心筋症
28	carditis [kɑːrdáitis]	心〔臓〕炎
29 30	enlarged heart; cardiac hypertrophy	心〔臓〕肥大

01 02 03	**hardening of the arteries; arteriosclerosis** [ɑ:rtiəriouskləróusis]	動脈硬化症
04	**heart attack**	心臓発作
05	**heart failure**	心不全
06	heart valve disease	心臓弁膜症
07 08	**myocardial infarction (MI)** [màiouká:rdi(:)əl infá:kʃən]	心筋梗塞
09	myocarditis	心筋炎
10	pericarditis	心膜炎
11	thrombosis	血栓症
12 13	transient ischemic attack (TIA)	一過性脳虚血発作
14		
15 16	**DISEASES OF THE BLOOD AND LYMPH**	**血液とリンパの病気**
17	**anemia** [əní:miə]	貧血
18	hemophilia [hì:məfíliə]	血友病
19 20 21	high blood fat; hyperlipidemia [hàipərlipidí(:)miə]	高脂血症
22	**leukemia** [lu:kímiə]	白血病
23	lymphoma [lɪmfóumə]	リンパ腫
24	toxemia	毒血症
25		
26 27	**DISEASES OF THE NERVOUS SYSTEM**	**脳神経系の病気**
28 29	**brain (cerebral) hemorrhage** [— hémərɪdʒ]	脳出血

01 **stroke** 02	脳卒中 (脳出血，くも膜下出血，脳梗塞 などの総称)
03 subarachnoid hemorrhage 04 (bleeding) [sʌ́bəræknɔid —]	くも膜下出血
05 **brain infarction**	脳梗塞
06 **brain (cerebral) thrombosis**	脳血栓
07 bovine spongiform 08 encephalopathy (BSE)	ウシ海綿状脳症，狂牛病
09 Creutzfeldt–Jacob 10 disease (CJD)	クロイツフェルト・ヤコブ病
🔊 11 epilepsy [épəlèpsi]	癲癇 (てんかん)
12 Japanese encephalitis	日本脳炎
13 **meningitis**	髄膜炎
14 muscular dystrophy ; 15 myodystrophy [— dístrəfi]	筋ジストロフィー
16 myasthenia gravis 17 [màiəsθíːniə grǽvis]	重症筋無力症
🔊 18 **neuralgia** [n(j)urǽldʒə, njuː(ə)r-]	神経痛
19 panic disorder	パニック障害
20 **Parkinson's disease**	パーキンソン病
21 sciatica; sciatic neuralgia; 22 hip gout	坐骨神経痛
23	
24 **DISEASES OF THE** 25 **DIGESTIVE SYSTEM**	**消化器系の病気**
26 **acid stomach;** 🔊 27 **hyperacidity** [hàipərəsídəti]	胃酸過多症
🔊 28 **appendicitis** [əpèndəsáitis]	虫垂炎 (盲腸炎)
29 aspiration	誤嚥 (ごえん)《誤飲 (ごいん) とは別》
30 canker sore	アフタ性口内炎，口内糜爛 (びらん)

01 **cavity; dental caries** 02 [— kéərɪz]	虫歯
03 **gallstone; cholelithiasis** 04 [kòʊləlɪθáɪəsɪs]	胆石症
05 　gallstone attack (colic) [gɔ́:lstòʊn —]	胆石疝痛
06 **cholera** [kálərə, kɔ́l-]	コレラ
07 **colon cancer**	結腸がん，大腸がん
08 colorectal cancer	大腸がん
09 dropped stomach; 10 gastroptosis [ɡæstraptóʊsɪs]	胃下垂
11 **duodenal ulcer** 12 [djùːədíːnəl ʌ́lsər]	十二指腸潰瘍
13 dysentery [dísəntèri]	赤痢
14 enlarged (dilated) 15 stomach	胃拡張
16 **esophageal cancer** 17 [i(ː) sàfədʒí(ː)əl —]	食道がん
18 fatty liver	脂肪肝
19 Gastro Esophageal 20 Reflux Disease (GERD)	胃食道逆流症
21 **gastric ulcer; ulcer of the** 22 **stomach** [ɡǽstrɪk —]	胃潰瘍
23 **hemorrhoid** [hémərɔ̀ɪd] **; pile**	痔疾《通常は複数形》
24 **hepatitis** [hèpətáɪtɪs] 25 **(A, B, C, etc.)**	〔A型，B型，C型等〕肝炎
26 **inactive stomach; gastric** 27 atony (atonia) 28 [—ǽtəni] ([eɪtóʊnɪə])	胃アトニー
29 **inflammation of the** 30 **colon; colitis** [koʊláɪtɪs]	大腸 (結腸) 炎

inflammation of the gallbladder; cholecystitis [kɑ̀ləsɪstáɪtɪs]	胆嚢炎
inflammation of the gums; gingivitis [dʒìndʒəváɪtɪs]	歯肉炎
inflammation of the pancreas; pancreatitis [pæ̀ŋkrɪətáɪtɪs]	膵〔臓〕炎
◆ inflammation of the **peritoneum** [— pèrətəníːəm]; **peritonitis** [pèrətənáɪtɪs]	腹膜炎
inflammation of the stomach; gastritis [gæstráɪtɪs] ◆	胃炎
intestinal blockage; ileus [íliəs]	腸閉塞
irritable bowel syndrome (IBS)	過敏性腸症候群
intestinal cancer	腸がん
intestinal polyp [— pálɪp, pɔ́l-]	腸ポリープ
liver cancer	肝臓がん
(liver) cirrhosis [— səróʊsɪs]	肝硬変
◆ **mouth ulcer; stomatitis** [stòʊmətáɪtɪs]	口内炎
pancreatic cancer	膵臓がん
periodontitis	歯周病
prolapse of the anus [— éɪnəs]; anal prolapse [éɪnəl proʊlǽps]	脱肛
alveolar pyorrhea [ælvíːələ pàɪəríːə]	歯槽膿漏

01	rectal cancer [réktəl —]	直腸がん
02	rupture; hernia [hə́:rnɪə]	破裂；ヘルニア
03	abdominal hernia	脱腸，腹部ヘルニア
04 05	**stomach cancer; gastric cancer**	胃がん
06	thrush; oral candidiasis	鵞口瘡，口腔カンジダ症
07	twisted bowel; volvulus	腸捻転
08	typhoid [fever] [táɪfɔɪd —]	腸チフス
09		
10 11	**DISEASES OF THE UROGENITAL SYSTEM**	泌尿生殖器系の病気
12	chlamydia	クラミジア〔感染症〕
13 14	⟨the⟩ clap; gonorrhea [gɑ̀nərí:ə]	淋病
15 16 17	**enlarged prostate;** prostatic hypertrophy [— haɪpɔ́:trəfi]	前立腺肥大症
18 19	impotence [ímpətəns]; erectile dysfunction (ED)	インポテンツ，性交不能症，勃起不全
20 21	**inflammation of the bladder;** cystitis [sɪstáɪtɪs]	膀胱炎
22 23	**inflammation of the kidney;** nephritis [nɪfráɪtɪs]	腎炎
24 25	inflammation of the testicle; orchitis [ɔːrkáɪtɪs]	精巣炎，睾丸炎
26 27 28	inflammation of the urethra [— juərí:θrə]; urethritis [jùərəθráɪtɪs]	尿道炎
29	kidney (renal) failure	腎不全
30	**kidney stone**	腎臓結石

01	nephrosis [nɪfróusɪs]	ネフローゼ
02	prostatic cancer [prɑstǽtɪk —]	前立腺がん
03 04	**sexually transmitted disease (STD)**	性感染症，性行為感染症
05	syphilis [sífəlɪs] ; lues [lúːiːz]	梅毒
06 07	uremic poisoning; uremia [juəríːmɪə]	尿毒症
08	urinary tract infection (UTI)	尿路感染症
09 10	**venereal disease** [vəníərɪəl —] **(VD) ; sexual disease**	性病
11		

	WOMENS'S DISEASES	女性の病気
12		
13	**breast (mammary) cancer**	乳がん
14 15	candidiasis; **yeast infection**	カンジダ症
16	cervical (cervix) cancer	子宮頸がん
17	ectopic pregnancy	子宮外妊娠
18 19	endometriosis [èndoumíːtrɪousɪs]	子宮内膜症
20 21	**Gestational Hypertension (GH)**	妊娠高血圧
22 23	**Hypertensive Disorders of Pregnancy (HDP)**	妊娠高血圧症候群
24 25 26	**inflammation of the mammary gland; mastitis** [mæstáɪtɪs]	乳腺炎
27 28	inflammation of the vagina; vaginitis [væ̀dʒənáɪtɪs]	腟炎
29 30	inflammation of the vulva; vulvitis [vʌlváɪtɪs]	外陰炎

01	**menopausal disorder**	更年期障害
02	puerperal fever [pjuːɔ́ːpərəl —]	産褥熱
03 04	retroflexion of the uterus; tipped uterus	子宮後屈
05	stillbirth	死産
06	threatened miscarriage	切迫流産
07 08	**uterine myoma** [júːtərɪn maɪóumə, -raɪn-]	子宮筋腫
09	uterine cancer	子宮[体]がん
10		

11	**DISEASES OF THE EYE**	**眼の病気**
12 13	aged eyesight; presbyopia [prèzbióupɪə]	老眼
14 15	age-related macular degeneration (AMD)	加齢黄斑変性
16	amblyopia [æ̀mblɪóupɪə]	弱視
17	**astigmatism** [əstígmətɪzm, æ-]	乱視
18	**blindness**	盲，失明，視覚喪失
19	**cataract** [kǽtərækt]	白内障
20 21	**farsightedness;** hyper [metr] opia [hàɪpər [metr] óupɪə]	遠視
22	**glaucoma** [glaukóumə, glɔː-]	緑内障
23 24	**nearsightedness;** myopia [maɪóupɪə]	近視
25	night blindness	夜盲症
26 27	**pink eye;** conjunctivitis [kəndʒʌ́ŋ(k)təváɪtɪs]	結膜炎
28	retinal detachment	網膜剥離
29	strabismus [strəbízməs] ; squint	斜視
30	cross-eyed	斜視である

01	sty [e] [stái]	ものもらい，麦粒腫
02	trachoma [trəkóumə]	トラコーマ，トラホーム
03		

04 05	**DISEASES OF THE ENT** (ENT=Ear, Nose, and Throat)	**耳・鼻・のどの病気**
06	**deafness**	聾 (ろう)；耳が聞こえない
07	**dumbness; muteness**	唖 (あ)；言葉を発することができないこと
08	**impaired hearing**	難聴
09 10 11	inflammation of the middle ear; otitis media [outáitis mí:diə]	中耳炎
12 13	inflammation of the nose; rhinitis [raináitis]	鼻炎
14	**laryngitis** [lærəndʒáitis]	喉頭炎
15	laryngeal cancer	喉頭がん
16 17	Meniere's syndrome (disease)	メニエール症候群 (病)
18	nasal polyp [néizl —]	鼻茸 (はなたけ)
19	polyp of the vocal cord	声帯のポリープ
20 21	sinusitis [sàinəsáitis]; chronic sinusitis	副鼻腔炎；蓄膿症
22	**tonsillitis** [tànsəláitis]	扁桃炎
23		

24 25	**DISEASES/WOUNDS OF THE BONES AND MUSCLES**	**骨・筋肉の病気・けが**
26 27	**arthritis** [a:θráitis]; **inflammation of the joint**	関節炎
28	caries [kéəriz]	カリエス《骨質の腐食》
29	**cramp** [in one's leg]	こむらがえり，筋肉痙攣

01 02	**dislocation;** luxation [lʌkséɪʃən]	脱臼
03	**broken bone;** fracture	骨折
04	complicated fracture	複雑骨折
05	compression fracture	圧迫骨折
06	frozen shoulder	五十肩
07 08	**gout** [gáut] ; podagra [poudǽgrə]	痛風
09	hallux valgus	外反母趾
10	**osteoarthritis**	変形性関節症
11	**osteoporosis** [àstrouparóusɪs]	骨粗鬆症
12	**rheumatism** [rúːmətìzm]	リューマチ，リウマチ
13	rheumatoid arthritis	関節リウマチ
14 15 16	**slipped disk;** hernia (protrusion) of the intervertebral disk [hə́ːrnɪə — ìntərvə́ːrtəbrəl —]	椎間板ヘルニア
17	spinal stenosis	脊柱管狭窄症
18	**sprain**	捻挫
19	sprained finger	突き指
20	**strained back**	ぎっくり腰
21 22	temporomandibular joint disorder	顎関節症
23 24 25	tendovaginitis [tèndouvædʒənáɪtɪs] ; tenosynovitis [tènousɪnəváɪtɪs]	腱鞘炎
26	tennis elbow	テニス肘
27	**torn muscle**	肉離れ

01	TRAUMA	外傷
🔊 02	**abrasion** [əbréɪʒən]	擦り傷，擦過傷
03	scrape (skin) one's knee	膝を擦りむく
04	bedsore	床ずれ，褥瘡 (じょくそう)
05	bite wound [— wúːnd]	咬傷 (創)
06	**bruise; contusion**	打ち身；打撲傷
07	**bump; lump**	こぶ；たんこぶ
08	**burn**	やけど，熱傷
09	**chapped skin**	あかぎれ
10	contused wound [kənt(j)úːzd—]	挫傷，打撲傷
11	**cut** [wound] ;	切創；きりきず
🔊 12	**incised wound** [ɪnsáɪzd —]	
13	fatal wound	致命傷
🔊 14	**frostbite; chilblain** [tʃílblèɪn]	しもやけ；凍瘡
15	gunshot wound	射創，銃創
16	**hangnail**	さかむけ
17	infected wound	感染創
18	**insect bite**	虫さされ
19	keloid [kíːlɔɪd]	ケロイド
20	laceration [læsəréɪʃən]	裂創
21	puncture wound	穿孔創 (せんこうそう)
22	rupture [of an organ]	〔内臓〕破裂
23	**scab, crust**	かさぶた，痂疲
24	scald [skɔ́ːld]	湯傷
25	**scar**	傷跡
26	**scratch**	引っ掻き傷
27	stab wound	刺し傷
28	suppuration [sʌ́pjuəréɪʃən]	化膿
29	welt	みみずばれ
30	**whiplash injury**	むち打ち症

	DISEASES OF THE SKIN	皮膚の病気
01		
02 03	alopecia areata [æləpíːʃiə ærιéιtə]	円形脱毛症
04 05	athlete's foot; dermatophytosis	水虫
06 07	body odor [—óudər] (BO); osmidrosis [ɑ̀smιdróusιs]	わきが，体臭
08	birthmark; nevus [níːvəs]	痣 (あざ)
09	carbuncle on the face	面疔 (めんちょう)
10 11	cold sore; fever blister; herpes simplex [hə́ːpiːz —]	口唇ヘルペス；単純疱疹
12	corn	たこ (うおの目)
13	elephantiasis [èləfəntáιəsιs, -fæn-]	象皮病
14	erysipelas [èrəsípələs]	丹毒
15	ingrown (toe) nail	巻き爪，嵌入爪
16	melanoma [mèlənóumə]	メラノーマ，黒色腫
17	pemphigus [pémfəgəs]	とびひ，天疱瘡
18	psoriasis [səráιəsιs]	乾癬
19 20	ringworm; jock itch; tinea cruris [tínιə krúːrιs]	いんきんたむし；白癬
21 22	rough skin; fishskin; ichthyosis [ìkθióusιs]	さめ肌，魚鱗癬
23	scabies [skéibiːz]	疥癬 (かいせん)《単数扱い》
24 25	shingles; herpes [zoster] [hə́ːpiːz [zástər]]	〔帯状〕疱疹
26	skin cancer	皮膚がん
27 28	swelling; boil; abscess [æbses]	腫れ物；膿瘍 (のうよう)
29	wart ; verruca [vərúːkə]	いぼ
30	wheal; hives; urticaria	じんま疹

01	CHILDREN'S DISEASES	幼小児の病気
02 03 04	attention deficit hyperactivity disorder （ADHD）	注意欠陥多動性障害
05 06	autointoxication [ɔ̀:touɪntaksɪkéɪʃən]	自家中毒
07	**chicken pox**	水痘，水疱瘡（みずぼうそう）
08	cleft palate [— pǽlət]	口蓋裂
09	**colic; colicky pain**	コリック《乳幼児の激しい腹痛》
10	diphtheria [dɪfθíəriə]	ジフテリア
11	Down's syndrome	ダウン症候群
12 13	**German measles; rubella** [ru:bélə]	風疹
14	harelip [héəlìp]	口唇裂
15 16	immature baby (infant) ; **low birth weight baby**	未熟児；低体重児
17 18 19	infantile paralysis; **polio** [póulɪòu] ; poliomyelitis [pòulɪoumàɪəláɪtɪs]	小児麻痺，ポリオ，灰白髄炎
20	〈the〉measles [mí:zlz]	はしか；麻疹
21 22	**mumps** [mʌmps] **;** epidemic parotitis (parotiditis)	おたふくかぜ；流行性耳下腺炎
23	**night cry**	夜泣き，夜驚症
24	**premature baby (infant)**	早産児
25	rheumatic fever [ru:mǽtɪk —]	リウマチ熱
26 27	scarlet fever	猩紅熱（しょうこうねつ）（溶連菌感染症）
28 29 30	sudden infant death syndrome (SIDS) ; crib death	乳幼児突然死症候群

01 02	water baby; hydrocephalus [hàɪdrəséfələs]	水頭症；脳水腫
03 04	**whooping cough; pertussis** [pərtʌ́sɪs]	百日咳
05		
06	MENTAL DISEASES	精神の病気
07	acrophobia [ækrəfóubɪə]	高所恐怖症
08	**alcoholism** [ǽlkəhɔːlìzm]	アルコール中毒
09 10	**Alzheimer's disease** [ɑ́ːltshaɪməz —]	アルツハイマー病
11	anorexia nervosa	神経性食欲不振（無食欲）
12	aphasia	失語症
13	**autism** [ɔ́ːtɪzm]	自閉症
14	autonomic imbalance	自律神経失調症
15	bulimia [bjuːlímɪə]	過食症
16	**dementia** [dɪménʃ(ɪ)ə]	認知症
17	**depression**	うつ病
18	developmental disorder	発達障害
19	double (dual) personality	二重人格
20	**eating disorder**	摂食障害
21	exhibitionism [èksəbíʃənizm]	露出狂
22	gender identity disorders	性同一性障害
23 24	hearing things; auditory hallucination [həlúːsənéɪʃən]	幻聴
25	hyperactivity [hàɪpəræktívəti]	活動亢進〔状態〕，多動〔症〕
26	**hysteria** [hɪstíərɪə]	ヒステリー
27	insanity	精神異常
28	**mania** [méɪnɪə]	躁病
29 30	manic-depressive psychosis [— saɪkóusɪs]	躁うつ病

01	mental derangement	精神錯乱
02	mental retardation	精神遅滞，知恵遅れ
03 04	**nervous breakdown;** **neurosis** [njuróusɪs]	神経衰弱；ノイローゼ
05	obsession	強迫観念
06	panic attack	パニック発作
07	paranoia [pæ̀rənɔ́ɪə]	妄想狂
08 09	**psychosomatic disorder** [sàɪkəsəmǽtɪk —]	心身症
10	**schizophrenia** [skìtsəfríːnɪə]	統合失調症
11 12	seeing things; hallucination [həlùːsənéɪʃən]	幻視；幻覚
13 14	sitophobia [sàɪtoufóubɪə] ; cibophobia [sàɪboufóubɪə]	拒食症
15	**sleep disorder**	睡眠障害
16 17	**sleeplessness;** **insomnia** [ɪnsámnɪə]	不眠症
18 19	sleep walking; somnambulism [samnǽmbjəlìzm]	夢遊病
20 21	**substance abuse; narcotic** **addiction** [nɑːrkátɪk ədíkʃən]	麻薬中毒
22		
23	**OTHER DISEASES**	**その他の病気**
24 25	acquired immunodeficiency syndrome (**AIDS**)	後天性免疫不全症候群 （エイズ）
26 27	**aftereffect** (of a disease (an injury)) ; sequela [sɪkwélə]	後遺症
28	**allergic disease**	アレルギー性疾患
29	anthrax [ǽnθræks]	炭疽〔病〕
30	Bacillus anthracis	炭疽菌

🔊 01	**atopy** [ǽtəpi]	アトピー
02	Basedow's disease	バセドウ病
03	beriberi [bèrɪbérɪ]	脚気
04 05	bubonic plague [bju(:)bánɪk pléɪg]	腺ペスト
06	burn-out syndrome	燃え尽き症候群
07	cadmium poisoning	カドミウム中毒
08	caisson disease [kéɪsən —, -sɑn]	潜水〔函〕病
09	carcinoma	がん腫，悪性腫瘍
10	chemical poisoning	化学薬品中毒
11	chorea [kərí:ə]	舞踏病
12	chronic fatigue syndrome	慢性疲労症候群
13	collagen disease [kálədʒən —]	膠原 (こうげん) 病
14	**communicable disease**	伝染病
15	**complication (s)**	合併症
16 17	delirium tremens (D.T.'s)	〔アルコール中毒による〕振戦 譫妄 (しんせんせんもう)〔症〕
🔊 18	**diabetes** [dàɪəbí:ti:z]	糖尿病
19	drug-induced suffering	薬害
20 21	endemic (vernacular) disease	風土病
22 23	environmental hormone syndrome	環境ホルモン症候群
24	**epidemic**	〔広い地域に流行する〕伝染病
25	food allergy	食物アレルギー
26	**food poisoning**	食中毒
27	goiter; struma [strú:mə]	甲状腺腫
28 🔊 29	**hay fever; pollen allergy; polli (e) nosis** [pàlənóusɪs]	花粉症
30	heatstroke; hyperthermia	熱中症

01 hospital acquired infection	院内感染
🔊 02 **carbon monoxide** 03 **poisoning** [— mɑnάksaid —, mən-]	一酸化炭素中毒
04 iatrogenic disease 05 [aɪætroudʒénɪk —]	医原病
06 incurable disease	難病
07 **infectious disease**	感染症
08 inherited (acquired) 09 disease	遺伝 (後天) 性疾患
10 itai-itai disease	イタイイタイ病
11 hangover	二日酔い
12 Hansen's disease; 13 leprosy [léprəsi]	ハンセン病；《旧》らい病
14 **lifestyle-related disease**	生活習慣病
🔊 15 **lockjaw; tetanus** [tétənəs]	破傷風
🔊 16 **malaria** [məléərɪə]	マラリア
17 malnutrition	栄養失調
18 mercury poisoning	水銀中毒
19 metabolic syndrome	メタボリック症候群
20 Minamata disease	水俣病
21 mononucleosis 22 [mànənju:klíóusɪs]; mono	単 〔核〕球 〔増加〕症
23 infectious mononucleosis; kissing 24 disease	伝染性単 〔核〕球 〔増加〕症
25 **motion sickness**	乗り物酔い
26 mountain (altitude) 27 sickness	高山病；山酔い
28 nicotinism [níkəti:nìzm]	ニコチン中毒
29 occupational disease	職業病
30 **pandemic**	世界的大流行病《cf. epidemic》

🔊 01	**plague** [pleɪg]	〔大規模な〕疫病
02 03	poisoning by agricultural chemicals	農薬中毒
04	**pollution-related disease**	公害病
05 06	post-traumatic stress disorder (PTSD)	外傷後ストレス障害
🔊 07	**rabies** [réɪbi:z]	狂犬病，恐水病
08	radiation exposure	放射線被曝
09 10	rickets [ríkɪts]; rachitis [rəkáɪtɪs]	くる病
11	scurvy	壊血病
12	sepsis [sépsɪs]	敗血症
13	sleeping sickness	眠り病
14	**smallpox**	天然痘
15 16	**subacute myelo-opticoneuropathy (SMON)**	スモン病
17	strange disease	奇病
18	sunburn	〔ひどい〕日焼け
19	**sunstroke**	日射病
20 21	thalidomide baby [θəlídəmàɪd —]	サリドマイド児
22	toxicosis	中毒〔症〕
23		
24	**DEATH**	**死**
25 26	〔attempted〕 suicide [— súːəsàɪd]	自殺〔未遂〕
27	commit suicide; kill oneself	自殺する
28	end one's life	自死する
29 30	shoot (hang; poison) oneself	銃で (首を吊って；毒を飲んで) 自殺する

01	leap to one's death	飛び降り自殺をする
02 03	[dead] body; cadaver [kədǽvər]	死体
04	accidental death	事故死
05	brain (cerebral) death	脳死
06	cardiac death	心臓死
07 08	death by fire (electrocution; freezing)	焼死（感電死；凍死）
09 10 11 12	death from cold (drowning;starvation; suffocation; an electric shock; overwork; sickness; old age)	凍死（溺死；餓死；窒息死；感電死；過労死；病死；老衰死）
13	death with dignity	尊厳死
14 15	euthanasia [jù:θənéiʒə]; mercy killing	安楽死
16	immediate death	即死
17	murder; homicide	他殺
18	natural death	自然死
19	strangulation	絞殺
20	unnatural death	変死
21	death spots	死斑
22	rigor mortis	死後硬直
23	victim	犠牲者，罹患者
24	casualty	死傷者，被害者

⑤ MEDICAL EQUIPMENT AND MATERIALS

医療機器と材料

この章では医療機器と材料の主なものを挙げてあるが,
検査 (p.66〜p.72) で取り上げたものは省いてある。

01 02 absorbent cotton; **cotton balls**	脱脂綿
03 adhesive bandage; **plaster**	絆創膏
🔊 04 **ambulance** [ǽmbjələns]	救急車
05 ampoule ; ampul (e)	《注射液などの》アンプル
06 antiseptic solution	消毒液
07 **artificial arm (hand; leg)**	義手；義足
08 artificial dialyzer [— dáiələlàizər]	人工透析装置
09 10 11 artificial heart pump; heart-lung machine; pump-oxygenator	人工心肺〔装置〕
12 audiometer [ɔ:diάmətər]	聴力計
13 autoclave	オートクレーブ《加圧蒸気滅菌器》
14 15 automated external defibrillator (AED)	自動体外式除細動器
16 balance	天秤
17 **bandage**	包帯
18 Band-Aid	バンドエイド《救急絆創膏の商標》
19 bedpan	おまる，採便器
20 〔bed〕sheet	シーツ
21 bedside (overbed) table	枕頭台 (オーバーベッドテーブル)
22 **bifocals** [bàɪfóuklz]	遠近両用眼鏡
23 24 **blood pressure monitor;** sphygmomanometer 25 [sfɪɡmoumənámətər] 26 (sphygmometer; manometer)	血圧計
27 **boiling water**	熱湯
28 **brace**	副木
29 breast pump	搾乳器
30 cane; walking stick	杖

01	〔cardiac〕pacemaker	心臓ペースメーカー
02	**cast; plaster (cast)**	ギプス
◁）03	catheter [kǽθətər]	カテーテル
04	centrifuge [séntrɪfjùːdʒ]	遠心分離器
05	clamp; forceps [fɔ́ːrsəps]	鉗子
◁）06	condom [kándəm, kán-]; **rubber**	コンドーム
07	**contact lenses**	コンタクトレンズ
08	cotton swab; **Q-tip;**	綿棒
09	applicator	
10	crash cart	クラッシュカート，救急ワゴン
11	**crutch (es)**	松葉杖
12	defibrillator	除細動器
13	delivery table (stand)	分娩台
◁）14	**diaper** [dáɪəpər]	おむつ
15	diaphragm [dáɪəfræm]	ペッサリー《女性用避妊具》
16	distilled water	蒸留水
17	dressing cart	包帯交換ワゴン（包交車）
18	**dropper**	スポイト
19	dynamometer [dàɪnəmámətər]	握力計
20	electron microscope	電子顕微鏡
◁）21	endoscope [éndəskòup]	内視鏡
◁）22	enema (syringe) [énəmə —]	浣腸器
23	enema bag	〔高圧〕浣腸袋
24	explorer	探針
25	eye chart	視力検査表
26	eye patch	眼帯
27	fiberscope	ファイバースコープ
28	**filter**	濾過器
29	**filter paper**	濾紙
30	finger cot	指サック

🔊 01	gastroscope [gǽstrəskòup]	胃カメラ
🔊 02	**gauze** [gɔ́ːz]	ガーゼ
03	**glasses**	眼鏡
04	head mirror	額帯鏡
05	**hearing aid**	補聴器
06	height scale	身長計
07	hot-water bottle	湯たんぽ
08	**ice bag (pack)**	氷嚢
09	ice pillow	氷枕
10	incubator	保育器，保温器
11	inhaler	吸入器，吸入マスク
12 13	intrauterine device (IUD) ; coil	避妊リング
14	irrigator	洗浄器，イリガートル
15	IV pole (stand)	点滴棒
16	lancet [lǽnsɪt, láːn-]	ランセット，披（ひらき）針
17	laparoscope [lǽpərouskòup]	腹腔鏡
18	laser surgery unit	レーザーメス
19	life-support system	生命維持装置
🔊 20	**lukewarm water** [lúːkwɔ́ːm —]	ぬるま湯
21	**medicine notebook**	お薬手帳
22	**microscope**	顕微鏡
23	**monitor**	監視装置
24	mortar	乳鉢
25	nebulizer	吸入器，噴霧器
26	**needle (for injection)**	注射針
27	oiled paper	油紙
28	**operating table**	手術台
29 30	ophthalmoscope [ɑfθǽlməskòup]	検眼鏡

01	oxygen mask (tent)	酸素マスク (テント)
02	oxygen tank	酸素ボンベ
03 04	patient sling [lift]	スリング〔リフト〕 《患者の体を持ち上げるための器具》
05	pestle	乳棒
06	Petri dish [píːtri —]	〔蓋付きの〕シャーレ, ペトリ皿
07 08	pressure bandage (dressing)	圧迫帯
09	proctoscope	直腸鏡；肛門鏡
10 11	prosthesis [prɑsθíːsɪs]	補綴 (ほてつ), 人工的補充物 《義眼, 義足など》
12	prosthetic cardiac valve	人工心臓弁
13 14	protective shield; lead apron [léd —]	放射線用プロテクター
15 16	pulse oximeter	パルスオキシメーター 《血中酸素濃度計》
17	pyrostat [páɪrəstæt]	恒温装置
18	respirator; ventilator	人工呼吸装置
19	retractor	レトラクター, 開創器
20	ring	円座
21	rubber glove	ゴム手袋
22	rubber sheet	防水シート
23	rubber tube	ゴム管
24	sanitary napkin (pad)	生理用ナプキン
25	scalpel [skǽlpl]; knife	メス
26	sling	三角巾；吊り包帯
27	spirometer [spaɪərɑ́mətər]	肺活量計
28	spitting tray (box)	痰壺
29	splint	副木
30	splinter tweezers	とげぬき

01	steam inhalator; **steamer**	蒸気吸入器
02	**stethoscope** [stéθəskòup]	聴診器
03	**stretcher;** litter	担架
04	suction machine	吸引器
05	surgical mask	手術用マスク
06	syringe; **injector**	注射器
07	T belt; maternity bandage	T字帯
08	tampon	タンポン，綿球
09	**tape measure**	巻尺
10	**test tube**	試験管
11	**thermometer** [θərmámətər]	体温計
12	tongue depressor	舌圧子
13	**tray**	トレー
14	truss	ヘルニアバンド，脱腸帯
15	**tuning fork** [tjú:niŋ —]	音叉
16	**tweezers;** small forceps	ピンセット
17	urinal [júərənl]	蓄尿器
18	urine bottle	採尿器
19	vial	《注射液などの》バイアル
20	**walker**	歩行器
21	**washbasin**	洗面器
22	〔weight〕scale	体重計
23	**wheelchair**	車椅子
24	wheeled stretcher; gurney	ストレッチャー；担架車
25 26	**X-ray apparatus** [— æpərǽtəs, -réitəs]	X線撮影装置

01	（歯科関係機器）	
02	air turbine	エアータービン（歯牙切削機器）
03	brace(s)	歯列矯正器
04 05	clasp	鉤（こう）；義歯を残歯に固定する鉤
06	crown	歯冠
07	dental chair	歯科治療台
08 09 10	**denture; false (artificial) tooth / total (partial) denture**	入れ歯；義歯/総（部分）入れ歯
11	micromotor	マイクロモーター（歯牙切削機器）
12	scaler	スケーラー（歯石削除器）
13 14	three-way syringe	スリーウエイシリンジ（口腔洗浄乾燥機）
15	vacuum [vǽkjuəm]	バキューム（歯科用吸引機器）

6
MEDICAL PROCEDURES
医療行為

01	DIAGNOSIS	診断
02	**acute**	急性の《cf. chronic》
03 — 04	alert	敏感な，感覚・意識がよく働いている
05	**bacterial**	細菌性の《cf. n. bacteria》
🔊06	benign [bɪnáɪn]	良性の《cf. malignant》
07	**case**	症例
08	**chronic**	慢性の《cf. acute》
09	compromised	易感染性 (いかんせんせい) の
10 11	contagious [kəntéɪdʒəs]； communicable	伝染性の
12	**critical condition**	危篤状態
13	**cure**	治療〔法〕；治療する，治る
14	cure a patient of a disease	患者の病気を治す
15	**differential diagnosis**	鑑別診断
16	**ease, relieve, alleviate**	緩和する，軽減する，楽にする
17	episode	発症
18	**family history**	家族歴
19	**findings**	所見
20	**heal**	治る，治す
21	hereditary; genetic [dʒənétɪk]	遺伝性の
22	incubation period	潜伏期間
23	**infection**	感染
24	airborne infection	空気感染
25	aerosol infection	エアロゾル感染
26	contact infection	接触感染
27	droplet infection	飛沫感染
28	subclinical infection	不顕性感染
🔊29	**infectious** [ɪnfékʃəs]	伝染性の，感染性の
30	intermittent [ɪntərmítənt]	断続的な，間欠性の

🔊 01	**juvenile** [dʒúːvənàɪl]	若年性の
🔊 02	**malignant** [məlígnənt]	悪性の《cf. benign》
03	manifestation [mænɪfestéɪʃən]	〔症状〕発現
04	medication history	薬歴
05 06	**mild (severe; rare) case**	軽症の (重症の；めったにない) 症例
07	normal course	通常の経過
08	run its normal course	通常の経過をたどる
09	notification	告知
10	**past history**	既往歴
11 12	patient history; medical history	病歴
13	take a history	病歴をとる
14	persistent; persisting	持続性の, しつこい
15	precancerous [priːkǽnserəs]	前癌状態の
16	**previous disease**	既往症
🔊 17	**prognosis** [prognóusɪs]	予後
18 19	psychogenic; psychogenetic	心因性の
20	psychosomatic [sàɪkəsəmǽtɪk]	心因性の, 心身の
21	**recover; get better**	回復する
🔊 22	**recurrence** [rɪkə́ːrəns]	再発《v. recur》
23	remission	寛解, 軽快
24	**second opinion**	別の医師の診断
25	**senile**	老年性の
26 🔊 27	**spread [ing] of a disease; metastasis** [mətǽstəsɪs]	転移〔すること〕
28	stable condition	小康状態
29	**stage**	期
30	initial (early) stage	初期〔の〕

01	convalescent stage [kɑnvəlésənt —]	回復期〔の〕
02	progressive stage	進行期〔の〕
03	terminal (end) stage	末期〔の〕
04	subside [səbsáɪd]	鎮まる，〔腫れが〕ひく
05 06	**suspect**	〔望ましくないことがあるのではないかと〕疑う
07	**syndrome**	症候群
08	**symptom** [símptəm]	症候，症状《cf. sign 徴候》
09	subjective symptom	自覚症状
10	viral [váɪrəl]	ウイルス性の《n. virus》
11	**widespread; diffuse**	びまん性の，広汎性の
12	worsen; aggravate	悪化させる
13		
14	**TESTS**	**検査**
15 16	検査機器については，p.55〜61，Part I -5 MEDICAL EQUIPMENT AND MATERIALSを参照。	
17 18	**abnormal level of 〔cholesterol, etc.〕**	〔コレステロール等〕値の異常
19	albumin [ælbjúːmɪn]	尿蛋白，アルブミン
20 21	albuminuria; proteinuria [pròuti:njúərɪə]	蛋白尿〔症〕
22 23	amniotic diagnosis; amniocentesis	羊水検査，羊水穿刺
24	angiography [ændáɪáɡrəfi:]	血管造影〔法〕
25	**antigen** [ǽntɪdʒən, -dʒèn]	抗原
26	**antibody**	抗体
27 28	**auscultation** [ɔ̀:skəltéɪʃən]; **check by listening**	聴診
29	listen to the lung	肺の音を聴く (聴診する)
30	barium enema [béərɪəm énəmə]	注腸検査

01	barium examination	バリウム検査
🔊 02	biopsy [báɪɑpsi]	生検
03	blood count	血球測定数
04	blood gasses	血液ガス
05	**blood pressure (BP)**	血圧
06	diastolic blood pressure（DBP）	拡張期血圧
07	systolic blood pressure（SBP）	収縮期血圧
08	blood sample	血液標本
09	take a blood sample	採血する
10 11	**blood sugar (glucose) [level]**	血糖〔値〕
12	fasting blood sugar	空腹時血糖
13	blood test	血液検査
14	**blood type (group)**	血液型
15	body mass index (BMI)	ボディマス指数，体格指数
16	**body temperature**	体温
17	basal body temperature	基礎体温
18	bone examination	骨検診
19	**brain wave**	脳波
20	bronchoscopy [brɑŋkɑ́skəpi]	気管支鏡検査〔法〕
21	catheterization [kæ̀θɪtərəzéɪʃən]	カテーテル検査〔法〕
22 23	complete blood count (CBC)	完全血球算定
🔊 24	**cholesterol level** [kəléstərɔ̀ːl —]	コレステロール値
25 26	coagulation time [kouæ̀gjələléɪʃən —]	凝固時間
27	colonoscopy	結腸鏡検査〔法〕
28 29	**computed tomography (CT) ; CAT scan**	コンピューター連動断層撮影
30	cross section	断面図

01 02 03 complete physical examination (general check up; health screening)	人間ドック
04 contrast medium [— míːdiəm]	造影剤
05 **culture**	培養
06 07 detailed examination (workup)	精密検査
08 digital examination	指診
09 10 echography; ultrasonography	超音波検査〔法〕
11 12 electrocardiography (ECG; EKG) [ɪlèktroukɑːrdiágrəfi]	心電図検査〔法〕
13 14 electroencephalography (EEG) [ɪlèktrouensefəlágrəfi]	脳波検査〔法〕
15 16 electromyography (EMG) [ɪlèktroumaɪágrəfi]	筋電図検査〔法〕
17 18 endoscopic examination; endoscopy [endáskəpi]	内視鏡検査〔法〕
19 20 erythrocyte sedimentation rate (ESR) [ɪríθrəsàɪt —]	赤血球沈降速度（赤沈）
21 22 exercise tolerance test; stress test	運動負荷テスト
23 **eye checkup**	眼の総合的な検査
24 fetal examination	胎児検査
25 fluoroscopy [fluráskəpi, flɔ́ː-]	〔X線〕蛍光透視〔法〕
26 **gastroscopy** [gæstráskəpi]	胃カメラ検査〔法〕
27 girth of abdomen	腹囲
28 glucose tolerance test	ブドウ糖負荷試験
29 grip test	握力検査
30 **hearing test**	聴力検査

01	hematocrit [hɪmǽtəkrɪt, híːmətou-]	ヘマトクリット
02	**intelligence (IQ) test**	知能テスト
03	intelligent quotient (IQ)	知能指数
04	internal examination	内診
05	vaginal examination	腟内診
06	intraocular pressure	眼圧
07 08	**laboratory test (work) ; pathology test**	病理検査
09 10	**liver (hepatic) function test**	肝機能検査
11	**lung capacity test**	肺活量検査
12	lumbar puncture	腰椎穿刺
13 14	**magnetic resonance imaging (MRI)**	磁気共鳴像
15	mammogram [mǽmougræm]	乳房X線撮影図
16	**negative**	陰性の《cf. positive》
17 18	**neutral fat;** triglyceride [traɪglísəràɪd]	中性脂肪
19 20 21	ophthalmoscopic examination; ophthalmoscopy [àfθəlmáskɑpi]	検眼鏡検〔法〕《検眼鏡による眼底検査》
22	palpation	触診《v. palpate》
23	**Pap test; Pap smear** [— smíər]	パップテスト (子宮がん検査)
24	percussion [pərkʌ́ʃən]	打診
25 26	positron emission tomography (PET)	ポジトロンCT, 陽電子放出断層撮影〔法〕
27 28	phonocardiogram [founəkáːrdɪəgræm]	心音図
29 30	physical checkup (examination)	身体検査

01	pinworm test	蟯虫検査
02	**positive**	陽性の《cf. negative》
03 04	precipitation; sedimentation	沈殿物
05	**pregnancy test**	妊娠検査
06	prenatal diagnosis	出生前診断
07	**pulse rate**	脈拍数
08	rectal examination	直腸診
09 10	red blood (cell) count (RBC count; RBC)	赤血球数
11	(knee) reflex test	腱反射テスト
12	scintigraphy	シンチグラフィ
13	serology test	血清検査
14	**shadow**	影《X線写真上での》
🔊 15	**specimen** [spésəmən]	検体，標本
16	sputum test [sp(j)úːtəm —]	喀痰検査
17	**stool examination**	便検査
18 19	TB test; tuberculin skin test [tjubáːrkjəlɪn —]	ツベルクリン反応
20 21	tissue examination; histology	組織検査
22	**ultrasound wave**	超音波，エコー
23	uric acid level	尿酸値
🔊 24	**urinalysis** [jùərənǽlɪsɪs]	尿検査
25	vision test	視力検査
26	visual field	視野
27	**X-ray test**	X線検査
28	have an X-ray; be X-rayed	X線検査を受ける
29	take an X-ray	X線写真を撮る

01 02	**white blood (cell) count (WBC count; WBC)**	白血球数
03	**bacteria**	細菌
04	botulinus [bàtʃuláɪnəs]	ボツリヌス菌
05	botulism [bátʃulɪzm]	ボツリヌス中毒
06	corona virus	コロナウイルス
07	Epstein-Barr (EB) virus	エプスタイン・バー(EB)ウイルス
08 09	*Escherichia coli* (E.coli) 〔O-157H7〕	〔病原性〕大腸菌〔O157〕
🔊 10	fungus [fʌ́ŋgəs]	真菌
11 12	*Haemophilus influenzae* type b (Hib)	インフルエンザ菌b型
13 14	*Helicobacter pylori* [hèləkoubǽktəːr paɪlóuri] (**H.pylori**)	ヘリコバクターピロリ菌
15 16	**human immunodeficiency virus (HIV)**	ヒト免疫不全ウイルス,エイズウイルス
17 18	human papillomavirus (HPV)	ヒトパピローマウイルス
19	microorganism	微生物
20 21 22	methicillin-resistant *Staphylococcus aureus* (MRSA)	メチシリン耐性黄色ブドウ球菌
23 24	novel coronavirus ; COVID-19	新型コロナウイルス
🔊 25	**parasite** [pǽrəsaɪt]	寄生虫
26	parasite eggs; ova [óuvə]	寄生虫卵
27 28	polymerase chain reaction test (PCR test)	PCR検査
29	*salmonella* [sælmənélə]	サルモネラ菌

01 02	SARS-CoV-2	SARSコロナウイルス（COVID-19のウイルス名）
🔊 03	**virus** [váiərəs]	ウイルス
04	variant	異型 (の)，変異型 (の)
05		

06	TREATMENT	治療
07 08	ablation	アブレーション，切除《カテーテル手術による不整脈治療法》
09	acupuncture [ǽkjupʌ́ŋktʃər]	鍼灸法
10 11	**administer**	〔薬などを〕投与する，〔手当てを〕施す
12	administer an injection	注射する
13	**alternative medicine**	代替医療《近代西洋医学以外の治療法》
🔊 14	**anesthesia** [æ̀nəsθíːʒə, -ɪə]	麻酔
15	general (local) anesthesia	全身 (局所) 麻酔
16	**apply**	〔薬などを〕塗る，あてる
17 18	apply a bandage (a brace; disinfectant; pressure; traction; etc.)	包帯を巻く(器具を付ける；消毒する；圧迫する；牽引する, 等)
19	aromatherapy	芳香治療
20	〔artificial〕 abortion [— əbɔ́ːrʃən]	人工流産，中絶
21	artificial anus [— éɪnəs]	人工肛門
22 23	artificial insemination [— ɪnsèmənéɪʃən]	人工授精
24 25	artificial pneumothorax [— njùːməθɔ́ːræks]	人工気胸術
26	**artificial respiration**	人工呼吸
27 28	give artificial respiration to (a person)	人工呼吸を行う
29	clear the airway	気道を確保する
30	balneotherapy [bælnɪouθérəpi]	温泉療法

01	**blood transfusion**	輸血
02 ◀)) 03	C 〔a〕esarean section [si(:)zέərɪən —] ; **C-section**	帝王切開
04	cancer genomic medicine	がんゲノム医療
05	catheterization [kæθɪtərəzéɪʃən]	カテーテル法
06 ◀))	**chemotherapy** [kiːməθérəpi]	化学療法
07	circumcision	包皮切除
08 09	coronary artery bypass grafting (CABG)	冠状動脈バイパス〔手〕術
10	**cosmetic (plastic) surgery**	美容整形
11 12	**cardiopulmonary resuscitation (CPR)**	心肺蘇生法
13	desensitizing for allergy	敏感性を減らすこと
14 ◀))	**dialysis** [dɑɪǽləsɪs]	透析
15 16	dilation and curettage scraping (D & C)	掻爬 (そうは)
17 ◀)) 18	**disinfection; sterilization** [stèrələzéɪʃən]	消毒，殺菌
19	disinfect (cleanse) the wound [klénz]	傷を消毒する
20 ◀))	**drainage** [dréɪnɪdʒ]	ドレナージ《排液すること》
21	drainage of the cavity	空洞吸引
22 23	**drug therapy; pharmacotherapy**	薬物療法
24 25	electroconvulsive therapy (ECT)	電気けいれん療法
26 27	endoscopic (laparoscopic) surgery	内視鏡 (腹腔鏡) 下手術
28	episiotomy [ɪpìzɪátəmi]	会陰切開
29	eradication	根絶，〔ピロリ菌などの〕除菌
30	evidence-based medicine	証拠に基づいた医療

01	evacuation	排泄，排便，瀉出
02	exercise therapy	運動療法
03	**first aid (treatment)**	応急処置
04 05	administer (give; render) first aid to (a person)	応急手当を行う
06	**fix**	治す
07	fix the dislocation (broken bone, etc.)	脱臼（骨折）を治す
08	**food (nutrition) therapy**	食餌療法
09	be on a diet	減量している
10 11	gastrectomy; gastric resection	胃切除
12	gastrostoma; gastric fistula	胃瘻 (いろう)
13	gastrolavage [gæstrouləvá:dʒ]	胃洗浄
◉ 14	**gene therapy** [dʒíːn —]	遺伝子療法
15	gene recombination	遺伝子組換え
16	**give**	与える，行う，施す
17	give an injection	注射する
18	give emergency care	緊急処置をする
19	hip replacement	股関節置換〔術〕
20 21	holistic medicine (treatment)	全人的医学，総合治療
22	hypnotherapy [hìpnouθérəpi]	催眠療法
23	hypnotize [hípnətaɪz]	催眠術をかける
◉ 24 25 26	**hypodermic (injection)** [hàɪpədɔ́ːrmɪk —]; subcutaneous injection	皮下注射
27	hysterectomy [hìstəréktəmi]	子宮摘出術
28 29	immunity therapy; immunotherapy	免疫療法
30	implant	移植片，インプラント

01	**incision**	切開〔術〕
02	incise a boil	おできを切開する
03	incubation [ìnkjəbéɪʃən, ɪŋ-]	〔保育器内での早産児の〕保育
04	induction	陣痛・分娩の人工的誘発
05	induced labor	誘起分娩
06 07	**informed consent**	インフォームド・コンセント《説明を受けた上での同意》
08	infrared heat treatment	赤外線療法
09	intracutaneous injection	皮内注射
10	intramuscular injection	筋肉〔内〕注射
11 12	**intravenous injection** [ìntrəvíːnəs —]	静脈〔内〕注射
13 14	intubation [ìntjubéɪʃən]	挿管《麻酔、または気道維持のためのチューブ挿入》
15	endotracheal intubation	気管内挿管
16 17	IV [áɪ víː]	静脈内の (=intravenous)；点滴 (= intravenous drip)
18	**isolation** [àɪsəléɪʃən]	隔離
19	laser surgery	レーザー手術
20	**life-prolonging treatment**	延命治療
21 22	light therapy; phototherapy	光線療法
23 24	**mouth-to-mouth resuscitation**	口移しの人工呼吸
25	**music therapy**	音楽療法
26	narrative-based medicine	物語に基づいた医療
27	occupational therapy	作業療法
28	**organ transplant**	臓器移植
29 30	osteoectomy [àstɪouéktəmi]；ostectomy [àstéktəmi]	骨切除〔術〕

01	ovulation induction	排卵誘発
02	oxygen cannula	酸素カニューレ
03	oxygen therapy	酸素療法
04	**pacemaker**	ペースメーカー
05	palliative care	緩和ケア
06	phlebotomy	瀉血
07	**physical therapy**	理学療法
08	physiotherapy	物理療法
09	play therapy	遊戯療法
10	preemptive medicine	先制医療
11 12	preventive medicine; prophylactic medicine	予防医学
13	**quality of life (QOL)**	生活の質
14	radiotherapy [rèɪdɪoʊθérəpi, -dɪə-]	放射線療法
15 16	removing (taking out) stiches	抜糸すること
17 18 19	**resuscitating** [rɪsʌsɪtèɪtɪŋ]; **bringing one round (back to life)**	蘇生させること
20 21	come to oneself; be restored to consciousness [kánʃəsnɪs]	蘇生する
22	serotherapy [sɪərouθérəpi]	血清療法
23	**set**	整える
24	set a broken bone	接骨する
25 26	**shot; intramuscular injection** [ìntrəmʌ́skjələr —]	筋肉〔内〕注射
27	stenting	ステント留置, ステント挿入（法）
28	surrogate mother	代理母
29	**suture** [súːtʃər]	縫合
30	stitch〔up〕(suture) the wound	傷を縫い合わせる

01	**surgery; operation**	手術
02	**sterilization**	避妊手術；消毒，殺菌《v. sterilize にも2つの意味があることに注意》
03		
04	The patient was sterilized.	その患者は避妊手術を受けた。
05	The instruments were sterilized.	器具は消毒された。
06	thermotherapy [θèːrməθérəpi]	温熱療法
07	thrombolytic therapy	血栓溶解療法
08	total parenteral nutrition	中心静脈栄養
09	(TPN)	
10	osteopathic clinic	整骨院
11	traction	牽引
12		トリアージ
13	**triage**	《災害など人的・物的に制限がある環境下で最良の医療を提供するために治療・搬送の優先度を決定すること》
14		
15	tubal ligation	卵管結紮 (けっさつ)
16	urethral catheterization	導尿，尿道カテーテル法
17	vasectomy	精管切除〔術〕，パイプカット
18	（歯科治療）	
19	bridge	ブリッジ，架工義歯
20	**crowning a tooth**	歯に冠をかぶせること
21	**filling a tooth**	歯に詰めること
22	orthodontics [ɔ̀ːrθədántɪks]	歯列矯正
23	wear braces on one's teeth	歯列矯正をしている
24	post (dwell) crown	差し歯
25	**pulling out a tooth**	抜歯すること
26	**putting in a bridge**	ブリッジを入れること
27	straighten (one's teeth)	歯列を矯正する

01	**MEDICATION**	薬物治療
02	薬に関する動詞は薬の種類によって次のように使い分ける。	
03	take〔medicine〕〔薬を〕飲む，apply〔ointment; a poultice〕	
04	〔塗り薬を〕塗る，〔貼り薬を〕貼る，put in〔eye drops〕〔目薬	
05	などを〕点眼する	
06 07 08 09 10	adverse event	有害事象（薬物との因果関係がはっきりしないものを含め、薬物を投与された患者に生じたあらゆる好ましくない，あるいは意図しない徴候，症状，または病気）
11 12 13 14	adverse reaction	有害反応（病気の予防，診断，治療に通常用いられる用量で起こる好ましくない反応。薬物との因果関係があるもの）
🔊15	**anesthetic**［ænɪsθétɪk］	麻酔薬
16	be under〔an〕anesthesia	麻酔にかかっている
🔊17	**antacid medicine**［æntǽsɪd —］	制酸薬《胃潰瘍の薬》
🔊18	**antibiotic**［æntɪbaɪάtɪk, æntaɪ-］	抗菌薬，抗生物質
19	anticancer drug	抗がん薬
20	antidepressant	抗うつ薬
🔊21	**antidiarrheal**［æntɪdaɪərí:əl］	下痢止め，止瀉薬
22	antidote［æntɪdout］	解毒薬
23	antiemetic	吐き気止め薬，制吐薬
24	antihistamine	抗ヒスタミン薬
25 26	antihypertensive; depressor	血圧降下薬
🔊27 28	**anti-inflammatory drug (patch)**［æntɪɪnflǽmətɔ:ri —］	消炎薬（湿布）
29 30	anti-itch medication; antipruritic	かゆみ止め

01	appetite suppressant	食欲抑制薬
02	**aspirin** [ǽspərɪn]	アスピリン
03	**be on medication**	薬を常用している
04	**blood product (s)**	血液製剤
05 06	**blood thinner;** anticoagulants	抗凝血薬
07	**capsule** [kǽpsəl]	カプセル薬
08	clinical test (trial)	臨床試験, 治験
09	compound	〔薬を〕調合する
10	**contraceptive** [kὰntrəséptɪv]	避妊薬
11 12	contraindication	禁忌《症状悪化の危険性がある薬物の使用・療法などを避けること》
13 14	**cough medicine;** **antitussive** [æntɪtʌ́sɪv]	咳止め, 鎮咳薬
15	**dangerous drug**	劇薬
16 17	diabetes pill; oral hypoglycemic agent	経口血糖降下薬
18 19	**digestive medicine;** **digestant**	消化剤
20	**directions**	(使)用法, 使用説明
21 22	dissolvable rice paper; medical wafer	オブラート
23	dispense medicines	薬を調合する
24	diuretic [dàɪjuərétɪk]	利尿薬
25	**dosage** [dóʊsɪdʒ]	投薬量, 投与量
26	adult dosage	成人量
27	**dose**	(服)用量, 投与量；投薬する
28	daily dose	一日量
29	**drug (narcotic) abuse**	薬物乱用
30	**drug addiction**	薬物中毒

01	**drug dependence**	薬物依存
02	drug interaction	薬物相互作用
03	drug resistance	薬物耐性
04	drug-resistant	薬剤耐性の
05	**drug shock**	薬物ショック
06	ear drops	点耳薬
🔊 07	**enema** [énəmə]	浣腸
08 09 10	epinephrine auto-injector	アドレナリン自己注射薬 《アナフィラキシー補助治療剤。epinephrine は adorenaline の米国での呼称。cf. EpiPen® は epinephrine autoinjector の商品名》
11	expectorant	去痰薬
12 13	**expiration date** [èkspəréiʃən —]; **EXP.**	使用（消費）期限
14	**external application**	外用薬
15	extract	抽出物，エキス
16	extraction	煎じ薬
17 18	**eye drops; ophthalmic solution**	点眼薬
19	eyewash	眼の洗浄薬
20	fertility drug [fə:rtíləti —]	排卵誘発剤
21 🔊 22 23	**fever reducer; antifebrile** [æntɪfíːbrəl, -féb-]; **antipyretic** [æntɪpaɪrétɪk]	解熱薬
24	fill a prescription	調剤する
🔊 25	**gargle** [gɑːrgl]	うがい薬
26	generic medicine	ジェネリック薬
27	granule [grǽnjuːl]	顆粒
28	**habit-forming**	習慣性のある
29	hair growth agent	育毛剤
30	**health food**	健康食品

01	heart stimulant [— stímjələnt]	強心薬
02 03	**herbal medicine; Chinese medicine**	漢方薬
04	Hib vaccine	ヒブ・ワクチン
05 06	**household medicine; home medication**	家庭常備薬
07 08	**home remedies; folk medicine**	民間療法
09	hydrogen peroxide	オキシドール
10 11	immunosuppressive drug [ìmjənousəprésɪv —]	免疫抑制薬
12	**indication**	〔薬の〕適応症
13	**ingredient**	成分
14	instruction of medication	服薬指導
15	interferon [ìntərfíərən]	インターフェロン
🔊 16	**laxative** [læksətɪv]	下剤
🔊 17	**lethal dose** [líːθəl —]	致死量
18	lethal drug (injection)	致死量の薬；致死 [性] 薬剤 (薬物)
19	**liquid (medicine)**	水薬
20 21	medical marijuana; medical cannabis	医療大麻
22	medicinal plant	薬草
23	morphine [mɔ́ːrfiːn]	モルヒネ
24	**nasal spray**	鼻づまりスプレー
25	narcotic drug	麻薬
🔊 26	**ointment** [ɔ́ɪntmənt] **; salve**	軟膏
27	one part (unit) measure	一目盛り
28	**oral medicine**	経口薬
29	oral rehydration salts (ORS)	経口補水塩

01 02	oral contraceptive; 〈the〉 pill	経口避妊薬，ピル
03	overdose	薬の盛り過ぎ，過剰接種
04	overmedication	過剰投薬
05 06	over-the-counter (OTC) medicine (drug)	市販薬
07 08	oxytocic [ὰksɪtóusɪk, -tάs-]	陣痛促進剤 《oxytocin オキシトシンはその一種》
09	painkiller; analgesic	痛み止め，鎮痛薬
🔊 10	penicillin [pὲnɪsílɪn]	ペニシリン
🔊 11	(physiologic) saline [séɪliːn]	（生理）食塩水
12	placebo [pləsíːbou]	偽薬
13	poison	毒薬
🔊 14	poultice [póultəs]	湿布薬
15 16	powder[ed] medicine; powder	粉薬
17	prescribe a drug	薬を処方する
🔊 18	prescription [prɪskrípʃən]	処方箋
19 20	prescription medicine (drug)	処方薬
21	prescription question	（処方についての）疑義照会
22	quasi-drug	医薬部外品
🔊 23	sedative [sédətɪv]	鎮静薬
24	〈the〉 shelf life	品質保持期間
25	side effect	副作用
26	sleeping pill	睡眠薬
27	smoking cessation drug	禁煙補助薬
28	specific [remedy]	特効薬
29	spermicide	殺精子剤
30	spoonful	匙一杯分

01	a tablespoonful (teaspoonful) of …	大匙一杯 (小匙一杯) 分の
02	**steroid**	ステロイド〔の〕
03	**store; keep**	保管する
04	sublingual medicine	舌下錠
�)) 05	**suppository** [səpázıtɔːri]	坐薬
◆)) 06	**syrup** [sɔ́ːrəp, sírəp]	シロップ
◆)) 07	**tablet; pill** [tǽblɪt]	錠剤
08	teratogenicity	催奇 (形) 性
09	throat lozenge [— lázɪndʒ]	咳止めドロップ
10	tranquilizer	精神安定剤
11	vermifuge	虫下し, 駆虫剤
12	**vitamin supplement**	ビタミン補給剤
◆)) 13	**vaccine** [vǽksíːn]	ワクチン
14	**work; take effect**	〔薬が〕効く
15		

| 17 | 語彙の用例については, p.163〜170, Part II-3 NURSING LANGUAGE FOR |
| 18 | BEDSIDE CARE を参照。 |

19 20	**bed bath; sponge bath**	〔ベッドでの〕清拭, 身体を拭くこと
21	bedfast; **bedridden**	寝たきりの
22	**bedtime**	消灯時間
23	belongings	持ち物
24	**bodily needs**	下 (大小便)
25	take care of the bodily needs	下 (大小便) の世話をする
26	**body temperature**	体温
27	button up shirt	前開きの服
◆)) 28	**Braille** [bréil]	点字
29	**caregiver**	看護人, 付添人
30	complete nursing care	完全看護

01	**complete (bed) rest**	絶対安静
02	**daily care items**	洗面用具
03	**dressing (gauze) change**	包帯 (ガーゼ) 交換
04	**hard (watery; soft) stool**	固い (下痢；軟) 便
🔊 05	**laundry** [lɔ́:ndri]	洗濯物
06	**lying on one's back;**	仰向けに寝る,
🔊 07	**supine** [su:páin] **position**	仰臥位 (ぎょうがい)
08	**lying on one's stomach;**	うつ伏せ寝, 伏臥位
09	**prone position**	
10	lay the baby on its stomach; lay the	赤ん坊をうつ伏せに
11	baby face down	寝かせる
12	**nurse call button (bell)**	ナースコール・ボタン
13	pajama top	パジャマの上着
14	pajama bottom	パジャマのズボン
15		フィジカルアセスメント
	physical assessment	《バイタルサイン等,身体状況のチェック》
16		
17	**shave**	剃毛する
18	**spit out**	〔口の中の水などを〕吐き出す
19	suction	吸引
🔊 20	**sunbathe** [sʌ́nbeɪð]	日光浴する
21	**terminal care**	終末期医療
🔊 22	therapeutic	治療支援会話
23	communication [θèrəpjú:tɪk —]	
24	toilet training	排尿便のしつけ
25	valuables [vǽljuəbls]	貴重品
26	**visiting hours**	面会時間
27		生命徴候, バイタルサイン
	vital signs; vitals	《体温, 呼吸, 脈拍, 血圧》
28		
29	wake-up time	起床時間

01	**FOOD**	食物
02	acid foods	酸性食品
03	alkaline foods [ǽlkəlàin —, -lɪn]	アルカリ性食品
04	**baby food**	離乳食
05	bland diet	お粥など味のない食物
06	**bottle-feed**	人工栄養（粉ミルク）を与える
07	**breast-feed**	母乳を与える
08	**breast milk; mother's milk**	母乳
◀)) 09	**calorie** [kǽləri]	カロリー，熱量
◀)) 10	**carbohydrate** [kὰːrbouháidreit]	炭水化物
11	carotene [kǽrətìːn]	カロチン
12	diabetic diet	糖尿病食
13	**diet**	〔日常の〕食事，飲食物
◀)) 14	**dietary fiber** [— fáibər]	食物繊維
15	digestible food; light food	消化の良い食べ物
16	**energy source** [énərdʒi —]	エネルギー源
17	**fat; lipid**	脂肪；脂質
18	**formula** [fɔ́ːrmjələ]	粉ミルク，調合乳
19	**intake**	摂取〔量〕
20	isotonic drink; sport drink	スポーツドリンク
21	**liquid diet**	流動食
22 23	**low salt (calorie; fat; cholesterol) diet**	低塩（カロリー；脂肪；コレステロール）食
◀)) 24	**mineral** [mínərəl]	ミネラル，鉱物
25	nasal tube feeding	鼻腔栄養法
26	**normal diet**	普通食
◀)) 27	**nutrient** [njúːtrɪənt]	栄養
◀)) 28	**rice gruel** [— grúːəl]	お粥
29	**salt**	塩〔分〕
30	**salt-free**	塩分のない

01	semi-liquid diet	半流動食
02	**serving**	〔飲食物の〕一人前〔分〕
03	soft diet	軟食
04	**solid diet**	固形食
🔊 05	**supplement** [sʌ́pləmənt]	補給〔剤〕
06 07	vitamin supplement, iron supplement, etc.	ビタミン剤，鉄剤等
08	tap water	生水《水道栓から出たままの水》
09	tonic drink	強壮ドリンク〔剤〕
🔊 10	**vitamin** [váitəmin]	ビタミン
11	**water balance**	水分出納
12	wean	離乳させる
13	well water	井戸水

C〔a〕esarean section（帝王切開）の語源

C〔a〕esarean section（帝王切開）とは，胎児が自然に生まれないとき，腹壁・子宮壁を切開して胎児を母胎の外に取り出す方法である。その語源は，ローマの皇帝 Julius Caesar（100～44B.C.）がこの方法で出生したという伝説によるとする説があるが，疑問視されている。むしろラテン語のsectiocaesarea〔< caedere（切る）〕からきたとする説のほうが有力なようである。

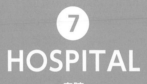

7
HOSPITAL
病院

	診療科名・医師の種類
01 02 03 DEPARTMENTS OF MEDICINE・TYPES OF DOCTORS	**診療科名・医師の種類**
🔊 04 anesthesiology [ænəsθiːziːʒlədʒi]	麻酔科〔学〕
05 anesthesiologist; 06 anesthetist	麻酔科医
🔊 07 cardiology [kàːdiálədʒi]	心臓〔病〕学
08 cardiologist; **heart doctor**	心臓〔病〕学者，心臓専門医
09 chiropractic [káɪɹəpræktɪk]	整体〔学〕
10 chiropractor	整体師
11 dentistry	歯科〔学〕
12 **dentist**	歯科医
🔊 13 dermatology [dàːrmətálədʒi]	皮膚科〔学〕
14 dermatologist; **skin** 15 **specialist**	皮膚科医
16 **doctor; physician;** 17 practitioner	医師
18 attending physician	主治医，担当医
19 endocrinology [èndoukɹənálədʒi]	内分泌〔学〕
20 endocrinologist	内分泌学者
21 gastroenterology 22 [gæstrouentərálədʒi]	胃腸病科〔学〕
23 gastroenterologist	胃腸病学者
24 **general practitioner (GP);** 25 **family doctor;** primary 26 physician	一般開業医，家庭医
27 geriatrics [dʒèriætrɪks]; 28 gerontology [dʒèrəntálədʒi]	老年医学
29 geriatrician; gerontologist	老年医学者
🔊 30 gynecology [gàɪnəkálədʒi, dʒìnə-]	婦人科〔学〕

01	gynecologist	婦人科医
02	hematology [hìːmətálədʒi]	血液〔病〕学
03	hematologist	血液〔病〕学者
🔊 04	intern [íntəːrn]	インターン, 医学研修生
05	**internal medicine**	内科〔学〕
06	internist; **physician**	内科医
🔊 07	neurology [njuːrálədʒi]	神経内科〔学〕；神経〔科〕学
08	neurologist; **brain specialist**	神経内科医；神経〔科〕学者
09	neurosurgery [njùːrousə́ːrdʒəri]	脳神経外科〔学〕
10	**neurosurgeon**	脳神経外科医
🔊 11	obstetrics [əbstétrɪks, ɔ-]	産科〔学〕
🔊 12	obstetrician [àbstetríʃən]	産科医
13	oncology	腫瘍学
14	oncologist	腫瘍学者
🔊 15	ophthalmology [àfθælmálədʒi]	眼科〔学〕
16 17	ophthalmologist; **eye doctor**	眼科医
18	orthodontics [ɔ̀ːrθədántɪks]	矯正歯科〔学〕
19	orthodontist	矯正歯科医
🔊 20	**orthopedics** [ɔ̀ːrθəpíːdɪks]	整形外科〔学〕
21	orthopedist	整形外科医
🔊 22 23	**oto (rhino) laryngology** [òutou (ràɪnou) lærɪŋgálədʒi]	耳鼻咽喉科〔学〕
24 25 26	oto (rhino) laryngologist; **ENT (ear, nose and throat) doctor**	耳鼻咽喉科医
🔊 27	pediatrics [pìːdiǽtrɪks]	小児科〔学〕
🔊 28 29	pediatrician [pìːdiətríʃən]; **children's doctor**	小児科医

01 02 03	perinatal medicine [pèrənéɪtl —]; perinatology [pèrəneɪtálədʒi]	周産期〔医〕学
04	perinatologist	周産期〔医〕学者
05 06	phlebotomist [flibótəmɪst]	【米】フレボトミスト《採血の資格を持つ医療従事者》
07	**plastic surgery**	形成外科〔学〕
08	plastic surgeon	形成外科医
09	podiatry [poʊdáɪətri]	足病学
10	podiatrist	足病治療医
11	**psychiatry** [sɪkáɪətri, saɪ-]	精神科〔学〕
12	psychiatrist	精神科医
13	radiology [rèɪdiálədʒi]	放射線科〔学〕
14	**radiologist**	放射線科医
15	regenerative medicine	再生医療
16	**resident**	レジデント, 研修医
17	**specialist**	専門医
18	surgery	外科〔学〕
19	**surgeon** [sə́:rdʒən]	外科医
20	**urology** [juərálədʒi]	泌尿器科〔学〕
21	urologist	泌尿器科医
22		
23	**TYPES OF NURSES**	**看護師の種類**
24	**registered nurse (R.N.)**	正看護師
25 26	**licensed practical nurse (L.P.N.)**	准看護師
27	**supervising (head) nurse**	看護師長
28	**midwife**	助産師
29 30	nurse practitioner (N.P.)	【米】特定看護師《一定レベルの診断や治療などを行うことが許された看護師》

01	surgical nurse; scrub nurse	手術専門看護師
02	floor nurse	病棟看護師
03	dental nurse	歯科看護師
04	**visiting nurse**	訪問看護師
05 06	**private nurse**	【米】個人に雇われたフリーランス看護師
07	night nurse	夜間勤務の看護師
08	nurse's aid	看護助手
09	**student nurse**	看護実習生
10		
11	**OTHER MEDICAL STAFF**	**その他の医療従事者**
12 13	**clinical laboratory technician**	臨床検査技師
14	consultant	【米】立会医，相談役
15	**pharmacist; druggist**	薬剤師
16 17 18	**dietitian (dietician)** [dàɪətíʃən] **;** **nutritionist** [njuːtríʃənɪst]	栄養士
19	dental hygienist [— haɪdʒíːnɪst]	歯科衛生士
20	dental technician	歯科技工士
21 22 23	**emergency medical technician (EMT) ;** emergency life-saving technician	救急救命士，救急隊員
24 25	**health care worker ;** **medical staff**	医療従事者，メディカルスタッフ
26	**paramedic** [pærəmédɪk]	救急医療士，医療補助員
27	occupational therapist	作業療法士
28	pharmacy technician	調剤技師
29	physical therapist	理学療法士
30	speech therapist	言語療法士，スピーチセラピスト

01	lab technician	実験室技官
02	MRI technician	MRI技師
03	PET technician	PET技師
04	X-ray technician	X線技師
05	orderly	病院の雑役 (掃除) 係
06	**janitor; custodian**	用務員，雑用係
07	chief administrator	事務長
08	**cashier** [kǽʃiər]	会計窓口係
09	**receptionist**	受付係
10 11	registrar [rédʒəstrɑːr]	病院の入院 (診療) 受付係；【英】医局員
12		

13 14	**OTHER HEALTH CARE PERSONNEL**	その他の医療関係職
15	acupressurist [ǽkjuprèʃərist]	指圧師
16	acupuncturist [ǽkjupʌ́ŋktʃərist]	鍼灸 (しんきゅう) 医
17 18	**veterinarian (vet)** [vètərənéəriən]	獣医
19		

20	**PARTS OF THE HOSPITAL**	病院内の各名称
21	**admission desk**	入院受付窓口
22	boiler room	機械室
23	**cafeteria** [kæfətiəriə]	食堂
24	**children's (pediatric) ward**	小児病棟
25	**delivery room**	分娩室
26 27	department of general (internal) medicine	総合診療部
28 29	**duty doctor's room; night nurse's room**	当直室
30	**emergency ward**	救急棟

01	**emergency room (ER)**	救急処置室
02	**examining room**	診察室《現場ではofficeとよぶこともある》
03 04	**fire escape; emergency exit**	非常口
05	geriatric ward	老人病棟
06	germ-free (sterilized) room	無菌室
◆ 07	**hall; corridor** [kɔ́:rɪdər]	廊下
08	hospital store	売店
09	intensive care unit (ICU)	集中治療室
10	laboratory; lab	検査室
11	labor room	陣痛室
12	laundry room	洗濯室
13	linen room	リネン室
14	**locker room**	更衣室
◆ 15	**lounge** [launʒ]	休憩室
16	maternity ward	産科病棟
17 18	mortuary [mɔ́:rtʃuèri] ; morgue [mɔ́:rg]	霊安室
19	**nurses' station**	ナースステーション
20 21	**operating room (OR) ; surgical theater**	手術室
22	**patient's room; sickroom**	病室
23 24	shared (semi-private; private) room	相部屋 (二人部屋；個室)
25	**pharmacy**	薬局
26	porch; balcony	ベランダ
27	psychiatric ward	精神科病棟
28	**public bath**	浴室
29	**reception desk**	受付

01 02	record storage center; registrar's office	病歴室
03	staff cafeteria	職員食堂
04	**stairs**	階段
05	storage room	倉庫
06	**toilet; bathroom; lavatory**	トイレ
07	treatment room	処置室
08	**waiting room (area)**	待合室
🔊 09	**ward** [wɔ́ːrd]	病棟
10	X-ray room	X線室
11		
12	**EQUIPMENT**	**病院内の設備**
13	**bath tub**	浴槽
14	**bed rail**	ベッド柵
🔊 15	**faucet** [fɔ́ːsɪt]	蛇口
16	**fire extinguisher**	消火器
17	handrail; bannister	階段の手すり
18	ice maker (dispenser)	給氷器
🔊 19	**refrigerator** [rɪfrídʒərèɪtər]	冷蔵庫
20	screen	ついたて
21	**sink**	流し
22	**washer; washing machine**	洗濯機
23	water heater	給湯器
24	**wastebasket**	ごみ箱
25		
26	**MISCELLANEOUS**	**その他**
27 28	be admitted to the hospital	入院する

01 02 03	be released (discharged) from the hospital; leave the hospital	退院する
04	**bill**	請求書
05	care insurance card	介護保険証
06	**consent form**	承諾書，同意書
07 08	have a temporary leave; sign out	外泊する《記名して出る》
09	health insurance card	保険証
10	**hospital card;** ID card	診察券
11 12 13	Intellectually Disabled (Handicapped) Person's Certificate (Handbook)	療育手帳
14	**guarantor** [gǽrəntər]	保証人
◀ 15	**inpatient** [ínpèɪʃənt]	入院患者
16 17 18	Mentally Disabled (Handicapped) Person's Certificate (Handbook)	精神障害者保健福祉手帳
19	next of kin	最近親者（たち）
◀ 20	**outpatient** [áutpèɪʃənt]	外来患者
21	**patient's folder**	患者用のカルテフォルダー
22	personal seal (stamp)	印鑑
23 24 25	Physically Disabled (Handicapped) Person's Certificate (Handbook)	身体障害者手帳
◀ 26	**receipt** [rɪsíːt]	領収書

01		〔看護師の〕交代制
02		day shift（昼間勤務），night
03	**shift**	duty（夜勤）。なお，米国で
04		はswing shift（夕方〜深夜），
05		graveyard shift（深夜〜早朝勤務）などの呼称がある。
06	treatment fee;	診療報酬
07	remuneration for treatment	
08	**visitor**	面会者，見舞客
09		

Hospitalの語源

ラテン語でhospes（客）を手厚くもてなすという意味のhospitālis
に由来する。西洋では7世紀ごろから巡礼者の休養や看護のた
めに設けられたという（*cf.* 日本では光明皇后が730年に施薬院
を創設）。

姉妹語

hospitality	親切にもてなすこと
host	客をもてなす主人；宿主
hostel	宿（*cf.* youth hostel）
hotel	ホテル
hospice	ホスピス

Abbreviations and Symbols for Note-taking 筆記用の略語と記号	
avg. = average	平均
BP = blood pressure	血圧
ca. = circa (= about)	約…
cf. = confer, compare	…を参照せよ
c/o = complain of	(の症状を) 訴える
Dx = diagnosis	診断
e.g. = exempli (= for example)	例えば
excl. = excluding	…を除いて
HR = heart-rate	脈拍
ht = height	身長；高さ
Hx = history	病歴
i.e. = id est (= that is to say)	すなわち
incl. = including	…を含んで
max. = maximum	最大
min. = minimum	最小
op. = operation	手術
pt. = patient	患者
r/o = rule out	除外する
s/o = suspect of	疑われる
STAT = right away, immediately	直ちに
∴ = therefore	故に，だから
∵ = the reason is	なぜならば，その理由は
UNK = unknown	不明
VS = vital signs	バイタルサイン [*cf. vs.* = versus (〜に対する)]
wt = weight	体重；重さ
y.o. = years old	歳

⑧ PUBLIC HEALTH

公衆衛生

01	additive	添加物
02	aging society	高齢化社会
03 04	anti-smoking (-AIDS) campaign	嫌煙（エイズ撲滅）運動
05 06	artificial flavors (coloring)	人工香料（着色料）
07 08 09	Association of Parkinson's disease (AIDS, etc.) patients	パーキンソン病（エイズ等）患者の会
10	at-home care	在宅看護（ケア）
11	average life span	平均寿命
12	average life expectancy	平均余命
13 14	average healthy life expectancy	平均健康寿命
15	〈the〉bedridden elderly	寝たきり老人
16	bioterrorism	生物テロ
17	birth rate; natality [neɪtǽləti]	出生率
18	blood donation	献血
19	carcinogen	発がん物質
20	caretaker	家庭訪問員，世話人
21	chemical preservative	合成保存料
22	chemical substance	化学物質
23	clinic	診療所《入院ベッドなし》
24	community health nurse	保健師
25	community medicine	地域医療
26	contamination	汚染
27	day care〈center〉	託児所
28 29	day care〈center for the aged〉; day center	老人デイサービスセンター《cf. senior citizen center》
30	Department of Health	〔県などの〕衛生課

01	〈the〉handicapped	身体障害者
02	dioxin [daɪáksɪn]	ダイオキシン
03 04	〈the〉elderly; elderly people	高齢者
05	〈the〉elderly living alone	独居老人
06 07	environmental hormones; endocrine disruptors	環境ホルモン；内分泌撹乱化学物質
08	environmental sanitation	環境衛生
09	ethics committee	倫理委員会
10	food sanitation	食品衛生
11 12	Ministry of Health, Labour and Welfare [— wélfèər]	厚生労働省
13	health center	保健所
14	health insurance	健康保険
15	care insurance	介護保険
16 17	consultation and treatments covered by health insurance [— ɪnʃúərəns]	保険診療
18	health insurance for the elderly	老人保険
19	insurance system	保険制度
20	compulsory insurance system	国民皆保険体制
21	national health insurance	国民健康保険
22 23	health maintenance organization (HMO)	【米】健康維持機構
24	home visitation	訪問看護
25	hospice	ホスピス
26	hospital	病院
27	public hospital	公立病院
28	city hospital	市立病院
29	prefectural hospital	県（府）立病院
30	national hospital	国立病院

01	private hospital	私立病院
02	university hospital	大学病院
03	medical corporation (foundation)	医療法人
04	general hospital	総合病院
05	mental hospital	精神病院
🔊 06	**hygiene** [háidʒiːn]	衛生
07	environmental hygiene	環境衛生
08	public hygiene	公衆衛生
09	judg [e] ment of death	死の判定
10 11 12	**living will; advance (health care) directive, (personal) directive**	終末期医療における事前指示書；リビングウィル
13	long-term geriatric ward	老人保健施設《リハビリ,看護,介護,等》
14	malpractice	医療過誤
15	**maternity leave**	産休
16 17	Maternal and Child Health Handbook	母子手帳《母子手帳は日本独特のもの》
18	Medicaid	【米】低所得者医療保険制
19 20	**medical association (society)**	医師会
21	**medical bill; doctor's fee**	治療費
22	padding the medical bill	診療費水増し〔請求〕
23	**medical expenses**	医療費
24	〔30%〕out-of-pocket expenses	〔3割〕自己負担
25	Medicare	【米】老齢者医療保険制度
26 27 28	**medical (physical) checkup; physical examination**	健康診断；身体的検査，診察
29	company physical checkup	会社の検診

30 02	physical checkup for the one-year-olds	一歳児検診
03	mass screening	集団検診
04	morbidity rate [mɔːrbídəti —]	罹病(患)率
05	mortality rate [mɔːrtǽləti —]	死亡率
06	fatality rate	致死率《罹患者の死亡率》
07	**nursing home**	老人ホーム
08 09	**organ (blood; bone marrow; sperm) bank**	臓器(血液;骨髄;精子)バンク
10 11 12	**organ (blood; kidney; bone marrow; cornea) donor**	臓器(血液;腎臓;骨髄;角膜)提供者
13	donor card	ドナーカード《意思表示カード》
14	organ recipient	臓器受容者，レシピエント
15	osteopathic clinic	整骨院
16	overpopulation of doctors	医師過剰
17 18	particulate matter (PM) 2.5	〔極小〕粒子状物質
19	photochemical smog	光化学スモッグ
20	**pollution**	公害，汚染
21	air (water; soil) pollution	大気(水質;土壌)汚染
22	**power of attorney**	委任権，〔代理〕委任状
23	**quarantine** [kwɔ́rəntìːn, kwɔ́r-]	検疫所，検疫期間
24	**Red Cross**	赤十字
25	**registration of birth (death)**	出生(死亡)届
26	birth (death) certificate	出生(死亡)証明書
27	return to work	社会復帰
28	〈the〉right to die	死ぬ権利
29 30	right to a smoke-free environment	嫌煙権

01 02 **senior citizen center**	デイサービス《昼間だけ老人のケアをするところ. *cf.* day care center》
03 04 separation of medical and dispensary practice	医薬分業
05 sewage disposal [súːɪdʒ —]	下水の処理
06 **social welfare**	社会福祉
07 **social worker**	ソーシャルワーカー
08 standard drug pricing	薬価基準
09 stimulant	覚せい剤
10 11 12 **UNESCO** (United Nations Educational, Scientific and Cultural Organization)	国連教育科学文化機構, ユネスコ
13 14 **vaccination; immunization; inoculation**	予防接種
15 　mass vaccination	集団接種
16 vermin extermination	害虫駆除
17 **vihãra**	ビハーラ（仏教ホスピス）
18 **welfare pension**	厚生年金
19 20 World Health Organization (**WHO**)	〔国連〕世界保健機関

Health Maintenance Organization (HMO)

米国における会員制の健康保険機構の一種。 疾病の予防・早期発見など包括的医療を重視し, 加入者は一定額の保険料を前もって支払うことによって, それぞれのHMOと提携している医療機関で治療を受けることができる。1970年代にこの制度の助成策が立法化された。HMOと契約した医師や病院によるグループプラクティスにより, 質の高い包括的医療を低コストにて早期に受診可能という原則がうたわれている。しかし現実には, 加入者が医療機関を選ぶ自由がない, HMOがコスト減を重視するあまり契約医療機関の医療行為を制限しているなどの問題点も指摘されている。

9

LIFESTYLE &
LIFE STAGE
生活の仕方と人生の段階

01	LIFESTYLE	生活の仕方
02	abdominal breathing	腹式呼吸
03 04	**activities of daily living (ADL)**	日常生活動作
05 06	accidental ingestion; mis(-)swallowing	誤飲《本来飲み込まないものを間違えて 飲んでしまうこと》
07	aerobics	エアロビクス
08	air the bed [clothes] (mats)	布団を干す
09	**alcoholic; drunkard**	アルコール中毒患者；酒飲み
10	allergic predisposition	アレルギー体質
11 12	aspiration; mis(-)swallowing	誤嚥 (ごえん) 《誤って喉頭と気管に入ってしまう状態》
13	be health conscious	健康への意識が高い
14	be heavily (lightly) dressed	厚 (薄) 着である
15	**big (hearty) eater**	大食家
16	biorhythm [báiouriðm]	バイオリズム
17	**chain (heavy) smoker**	ヘビースモーカー
18	child abuse	児童虐待
19	child neglect	育児放棄
20	chug (chug-a-lug) alcohol	一気飲みをする
21 22	convenience food [kənvíːnjəns —]	インスタント食品
23	couch potato [kautʃ —]	カウチポテト族
24	**cut (trim) one's nail**	爪を切る
25	disinfection by sunlight	日光消毒
26	domestic violence	家庭内暴力
27	**dye one's hair**	毛染めをする
28	ear (body) piercing	〔ボディー〕ピアスをすること
29	**eat between meals**	間食をする
30	**eating habits**	食生活

01	**fast (slow) eater**	早（遅）食い
02	fast food	ファーストフード
03	fumigation [fjùːmə́ɡéɪʃən]	燻蒸（くんじょう）消毒
04 05	harmful effect of things eaten together	食い合わせ
06	have a sweet tooth	甘党である
07	**health management**	健康管理
08 09	heat (cold) -sensitive person	暑がり（寒がり）
10	high-fiber diet	高繊維食
11	**hot (lukewarm, cold) bath**	熱い（ぬるい；冷水の）風呂
12 13	immoderate eating and drinking	暴飲暴食
14 15	improving one's constitution	体質改善
16	**jogging**	ジョギング
17	**junk food**	スナック菓子
18 19	**keeping regular (late) hours**	規則正しい生活を送る（夜更かしをする）こと
20	**lack of exercise**	運動不足
21	**light (poor) eater**	小食家
22	meat meals	肉食
23	**meditation**	瞑想
24	**morning person**	朝型人間
25	**nap**	午睡
26	**nail clippers**	爪切り
27	neglecting one's health	不摂生，不養生
28	**night owl (person)** [—ául]	夜型（夜行性）人間
29 30	physical training; improving stamina	体力づくり

01	radio gymnastic exercises	ラジオ体操
02	**room temperature**	室温
03	school refusal	登校拒否
04	school withdrawal	ひきこもり
05	**stress**	ストレス
06	unchanged bed	万年床
07 08	vegan	完全菜食主義者《動物性食品を一切摂取しようとしない人》
09	**vegetarian**	菜食主義者
10	ventilation	換気
11	ventilate (air) a room	部屋の換気をする
12	workaholic	仕事中毒の人
13		
14	LIFE STAGE	人生の段階
15	**newborn baby; neonate**	新生児
16	**babyhood; infancy**	乳児期
17	**childhood**	幼児期，児童期
18	**puberty** [pjúːbərti]	思春期
19	**adolescence** [ædəlésəns]	青年期
20	adulthood	成人期
21 22	〈the〉prime of life (manhood)	壮年期
23 24	old (golden) age; senescence [sənésəns]	老年期
25 26	**baby boy (girl)**	男（女）の赤ちゃん《日本語との語順の違いに注意》
27	**toddler**	よちよち歩きの幼児
28	**babbling**	喃（なん）語《赤ちゃん言葉》
29	**baby talk**	幼児の片言
30	**rebellious stage**	反抗期

01	**schoolchild**	学童
02	〈the〉change of voice	声変わり
03	**child bearing age**	出産適齢期
04	**menopause** [ménəpɔːz];	閉経期，更年期
05	〈the〉change〈of life〉	《医学的には「閉経期」であるが，一般的には「更年期」とよぶことも多い。》
06	**climacteric**	更年期《閉経への過渡期》
07	〈the〉growth period	発育期

⑩
FACULTY OF MEDICINE
医学部

ORGANIZATION	組織機構
[注] 医学部組織名の英訳は大学により異なる	
administrative office	事務部
budgeting and accounting division	会計課
dean of the faculty of medicine	医学部長
director of the hospital	病院長
director of the library	図書館長
entrance examination section; admissions section	入試係
facilities division	施設課
faculty of medicine	医学部
general affairs division	庶務課
hospital affairs division	医事課
medical university (college)	医科大学
(post) graduate school	大学院
president	学長
registrar's office	教務係
school of medicine	医学科
school of nursing	看護学科
secretary-general	事務局長
student affairs division	学生課
student affairs section	学生係
student welfare section	厚生係
university (college; school) hospital	付属病院

| 30 02 | university (college; school) library | 付属図書館 |
| 03 | vice-president | 副学長 |

04

05	**SUBJECTS**	**科目**
06	anthropology [æ̀nθrəpálədʒi]	人類学
07	bioethics [bàɪouéθɪks]	生命倫理
08	**biology**	生物学
09	biophysics	生物物理学
10	**chemistry**	化学
11	developmental biology	発生生物学
12	**economics**	経済学
13	**ethics**	倫理学
14 15	health and physical education (PE)	保健体育
16	**history**	歴史学
17	**informatics** [ìnfəmǽtɪks]	情報科学
18	introduction to medicine	医学概論
19	**literature**	文学
20	**mathematics**	数学
21	medical electronics	医用電子工学
22	medical ethics	医の倫理
23 24	**molecular biology** [moulékjələr —]	分子生物学
25	organic chemistry	有機化学
26	**philosophy**	哲学
27	physical chemistry	物理化学
28	physics	物理学
29	**politics** [pálətɪks]	政治学
30	**psychology** [saɪkálədʒi]	心理学

一般教育・教養教育

01	sociology		社会学
02	**statistics** [stətístɪks]		統計学

03	**anatomy** [ənǽtəmi]		解剖学
04	bacteriology [bæktɪərɪáləʒi]		細菌学
05	**biochemistry** [bàɪoukémɪstri]		生化学
06	**ecology** [ɪkáləʒi]		生態学
07	embryology [èmbrɪáləʒi]		発生学
08	environmental health		環境保健学
09	**epidemiology** [èpɪdiːmɪáləʒi]		疫学
10	ethology [iːθáləʒi]		動物行動学
11	histology [hɪstáləʒi]		組織学
12	**genetics** [dʒənétɪks]		遺伝学
13	**immunology** [ɪmjənáləʒi]		免疫学
14	legal medicine		法医学
15	**microbiology** [màɪkroubaɪáləʒi]		微生物学
16	osteology [àstɪáləʒi]		骨学
17	parasitology [pærəsaɪtáləʒi]		寄生虫学
18	**pathology** [pəθáləʒi]		病理学
19	**pharmacology** [pɑːθáləʒi]		薬理学
20	**physiology** [fɪzɪáləʒi]		生理学
21	serology [sɪəráləʒi]		血清学

22 23	Part I-7 HOSPITALの「DEPARTMENTS OF MEDICINE・TYPES OF DOCTORS」を参照 (p.88～90)。		

Part I-7 HOSPITALの「DEPARTMENTS OF MEDICINE・TYPES OF DOCTORS」を参照 (p.88～90)。

24	basic nursing		基礎看護学
25	clinical nursing		臨床看護学
26	community nursing		地域看護学
27 28	**dietetics;** science of nutrition		栄養学
29 30	hygienics [hàɪdʒɪénɪks, -dʒén-, -dʒíːn-]		衛生学

01	maternity nursing	母性看護学
02		
03	**MISCELLANEOUS**	**その他**
04	**amphitheater** [ǽmfəθìːətər]	階段教室
05	**auditorium** [ɔ̀ːditɔ́ːriəm]	講堂
06 07	Bachelor of Medicine (Nursing)	医 (看護) 学士
08	bedside training	臨床実習
09	**bookstore**	売店，書籍部
10	**clinical training**	実務実習
11	**club activities (room)**	部活動 (室)
12 13	clinico-pathological conference (C.P.C.)	臨床病理検討会
14	**degree**	学位
15	dissection	解剖
16 17	Doctor of Dental Science; DDS	博士 (歯学) 〔号〕
18	Doctor of Health Science	博士 (保健学) 〔号〕
19 20	Doctor of Medical Science; DMs; D.Med.Sci.	博士 (医学) 〔号〕《日本での標準訳》
21	Doctor of Medicine; M.D.	医学部卒業生《米国での称号》
22 23	Doctor of Pharmacy; Doctor of Pharmacology	博士 (薬学) 〔号〕
24	Pharm. D.	薬学部卒業生《米国での称号》
25 26	Doctor of Philosophy; Ph.D.	博士 〔号〕
27 28	Doctor of Nursing 〔Science〕; N.D.; DNS	博士 (看護学) 〔号〕
29 30	Doctor of Veterinary Science; DVSc	博士 (獣医学) 〔号〕

01	doctoral thesis	博士論文
02	**exercise; practice; seminar**	演習
03	**fieldwork**	野外実習
04 05	final examination; **term test**	期末試験
06	**graduation certificate**	卒業証明書
07	**gymnasium** [dʒɪmnéɪzɪəm]	体育館
08	intensive lecture	集中講義
09	lab coat	実験（実習）着
10	laboratory work	実験実習
11	**lecture**	講義
12	**lecture room**	講義室
13	**(letter of) recommendation**	推薦書
14	make-up examination	再（追）試験
15 16	Master of Science in Nursing	看護学修士
17	mid-term examination	中間試験
18 19	national examination for doctors	医師国家試験
20 21	national examination for nurses (midwives)	看護師（助産師）国家試験
22	**nurse's uniform**	〔看護師用〕白衣
23 24	objective structured clinical examination (OSCE)	客観的臨床能力試験
25	official school record	成績証明書
26	provisional promotion	仮進級
27 28	polyclinical practice (training)	ポリクリ《各診療科での臨床実習；原語はドイツ語のPoliklinik（外来患者臨床講義）》
29	repeating the same year	留年
30	rounds	回診

01 02	scrub〔suit〕	手術衣
		《半袖でVネックの手術衣 (医療用衣服)》
03	student lounge [— laundʒ]	学生ロビー
04	〔term〕paper	レポート〔試験〕
05	white coat	白衣

07	**BASIC SCIENCE TERMS**	**基本的科学用語**
08	**Main Elements**	**主要元素**
09	antimony [ǽntəmòuni]	アンチモン (Sb)
10	argon	アルゴン (Ar)
11	arsenic [ɑ́ːrsənɪk]	ヒ素 (As)
12	bromine [bróumi(ː)n]	臭素 (Br)
13	cadmium [kǽdmɪəm]	カドミウム (Cd)
14	calcium [kǽlsɪəm]	カルシウム (Ca)
15	carbon	炭素 (C)
16	cobalt [kóubɔːlt]	コバルト (Co)
17	copper	銅 (Cu)
18	fluorine [flúərìːn]	フッ素 (F)
19	germanium [dʒə(ː)rméɪnɪəm]	ゲルマニウム (Ge)
20	gold	金 (Au)
21	hydrogen [háɪdrədʒən]	水素 (H)
22	iodine [áɪədàɪn]	ヨウ素, ヨード (I)
23	iron [áɪən]; ferrum [férəm]	鉄 (Fe)
24	lead [léd]	鉛 (Pb)
25	magnesium [mægníːzɪəm]	マグネシウム (Mg)
26	manganese	マンガン (Mn)
27	mercury	水銀 (Hg)
28	neon [níːɔn]	ネオン (Ne)
29	nickel	ニッケル (Ni)
30	nitrogen [náɪtrədʒən]	窒素 (N)

01	**oxygen** [ɑ́ksɪdʒən]	酸素 (O)
02	phosphorus [fɑ́sfərəs]	リン (燐) (P)
03 04	**potassium** (kalium) [pətǽsɪəm] ([kéɪlɪəm])	カリウム (K)
05	radium [réɪdɪəm]	ラジウム (Ra)
06	selenium [sɪlíːnɪəm]	セレン，セレニウム (Se)
07	**silver**	銀 (Ag)
08	**sodium**	ナトリウム (Na)
09	**sulfur**	イオウ (硫黄) (S)
10	**tin**	スズ (錫) (Sn)
11	uranium [juəréɪnɪəm]	ウラン (U)
12	zinc [zíŋk]	亜鉛 (Zn)
13		
14	**Terms for Chemistry**	化学用語
15	acetic acid	酢酸
16	acidity	酸性
17	albumin [əlbjúːmɪn]	アルブミン
18	**alkali** [ǽlkəlàɪ]	アルカリ性
19	**amino acid**	アミノ酸
20	**ammonia**	アンモニア
21	carbolic acid; phenol	石炭酸；フェノール
22	**carbon dioxide** [— daɪáksaɪd]	炭酸ガス，二酸化炭素
23	**carbon monoxide** [— mɑnáksaɪd]	一酸化炭素
24	carbonic acid	炭酸
25	catalysis [kətǽləsɪs]	触媒〔作用〕
26	cellulose [séljulòus]	セルロース
27	centrifugation	遠心分離《v. centrifuge [séntrəfjùːdʒ]》
28	**chemical reaction**	化学反応
29	chloroform	クロロホルム
30	chromatography [kroumətɑ́grəfi]	クロマトグラフィー，色素分析法

01	compound	化合物
02	concentrated fluid	濃縮液
03	concentration	〔溶液の〕濃度, 濃縮《v. concentrate》
04	condensation	凝縮, 縮合《v. condense》
05	creatinine (Cr.) [krɪ(ː)ǽtəniːn]	クレアチニン
06	crystallization	結晶《v. crystallize; n. crystal》
07	cyanide [sáiənaid]	シアン化物
08	degradation [dègrədéɪʃən]	〔複合化合物の〕分解
09	density	密度, 比重
10	dissolution	溶解《v. dissolve》
11	enzyme [énzaɪm]	酵素
12	ether [íːθə]	エーテル
13	expansion	膨張《v. expand》
14	extension	伸長《v. extend》
15	extraction	抽出《v. extract》
16	fatty acid	脂肪酸
17	fermentation	発酵
18	filtration	濾 (ろ) 過《v. filtrate; n. filter》
19	fructose [frʌ́ktous]	フルクトース, 果糖
20	galactose	ガラクトース
21	glucose	グルコース, ブドウ糖
22 23	glycerol (glycerin〔e〕) [glísərɔ̀ːl]	グリセロール（グリセリン）
24	glycogen [glάɪkədʒen]	グリコーゲン
25	hemoglobin [híːməglòubin]	ヘモグロビン
26 27	hydrochloric acid [hàɪdrəklɔ́ːrɪk —]	塩酸
28	hydrogen chloride	塩化水素
29	hydrolysis [haɪdrάləsis]	加水分解
30	in vitro	試験管内で (の), 生体外で (の)

01	in vivo	生体内で (の)
02	incubation	孵化；〔定温〕培養《v. incubate》
03	inorganic compound	無機化合物
04	ion [áɪən, -ɑn]	イオン
05	isolation	分離《v. isolate》
06	lactic acid	乳酸
07	lactose	ラクトース，乳糖
08	limewater	石灰水
09	litmus paper	リトマス紙
10	maltose	マルトース，麦芽糖
11	mixture	混合物
12	neutralization	中和
13	nitric acid [náɪtrɪk —]	硝酸
14	nitroglycerine [nàɪtrəglísərɪn]	ニトログリセリン
15	organic compound	有機化合物
16	oxidation [àksɪdéɪʃən]	酸化
17	oxide [áksaɪd]	酸化物
18 19	phenolphthalein [fì:noulfθǽlìɪn, -nɑl-]	フェノールフタレイン
20	pipet (pipette)	ピペット《細いガラス管》
21 22	potassium hydroxide [— haɪdrɑ́ksaɪd]	水酸化カリウム (苛性カリ)
23	purification	精製《v. purify》
24	reagent [rɪéɪdʒənt]	試薬
25	reduction (deoxidization)	還元
26	relaxation	弛緩 (しかん)《v. relax》
27	saturation	飽和《v. saturate》
28	sedimentation; deposition	沈殿
29	silver nitrate [— náɪtreɪt]	硝酸銀
30	sodium hydroxide	水酸化ナトリウム (苛性ソーダ)

01	**solution**	溶液
02	**solvent**	溶媒
03	**starch**	デンプン
04	sublimation	昇華《v. sublimate》
05	sucrose (saccharose;	スクロース，ショ(蔗)糖
06	sugar) [sú:krous]（[sǽkəròus])	
07	sulfuric acid [sʌlfjúərɪk —]	硫酸
08	**tolerance**	耐性
09		
10	**Terms for Physics**	**物理学用語**
11	**acceleration**	加速度
12	〈the〉amount of heat;	熱量
13	heat (thermal) value	
14	**ampere** [ǽmpɪər]	アンペア
15	**atom**	原子
16	bioelectricity	生物 (生体) 電気
17	centigrade; Celsius [sélsɪəs]	摂氏 (℃)
18	**degree**	度
19	〈the〉Doppler effect	ドップラー効果
20	**electric current**	電流
21	**electron**	電子
22	**elementary particle**	素粒子
23	**energy** [énərdʒi]	エネルギー
24	**equilibrium** [ì:kwəlíbrɪəm]；	均衡，平衡
25	**balance**	
26	evaporation	蒸発
27	Fahrenheit [fǽrənhàɪt, fáː-]	華氏 (°F)
28	**force**	力
29	**gas**	気体
30	**gravity**	重力

01	greenhouse effect	温室効果
02	**humidity**	湿度
03	inertia [ɪnɔ́ːrʃə]	慣性
04	infrared rays [ìnfrəréd —]	赤外線
05	**liquid**	液体
06	**mass**	質量
07	**mineral**	鉱物
08	**molecule** [mɑ́ləkjùːl]	分子
09	momentum	運動量
10	neutrino	ニュートリノ
11	neutron	中性子
12	nuclear fusion	核融合
13	nucleus	原子核
14	positron	陽電子
15	**pressure**	圧力
16	proton	陽子
17	radioactivity	放射能
18	radioisotope [rèɪdɪoʊáɪsətoup]	放射性同位元素
19	**resistance**	抵抗
20	**solid**	固体
21	static electricity	静電気
22	**steam**	蒸気，湯気
23	**temperature**	温度
24	ultraviolet rays [ʌ́ltrəváɪələt —]	紫外線
25	unit	単位
26	vapor	水蒸気
27	**velocity**	速度《speed速さ＋方向性》
28	**volt**	ボルト
29	**voltage**	電圧

01	**Terms for Biology**	生物学用語
02	breeding	飼育
03	**cage**	飼育箱
04	cell division; segmentation	細胞分裂
05	cell membrane	細胞膜
06	cell nucleus	細胞核
07	**chromosome** [króuməsòum]	染色体
08	control group	対照群《cf. experimental group》
09	culture	培養《v. cultivate》
10	culture dish	培養皿
11	deoxyribonucleic acid	デオキシリボ核酸
12	(**DNA**) [di:àksɪràɪbounju:klí:ɪk —]	
13	evolution	進化《v. evolve》
14	experimental group	実験群《cf. control group》
15	**gene** [dʒíːn]	遺伝子
16	genome [dʒíːnoum]	ゲノム
17	**generation**	世代
18	guinea pig [gíni —]	モルモット
19	heredity [hərédəti]	遺伝
20	**individual**	個体
21	invertebrate [ɪnvə́ːrtɪbrət, -brèɪt]	無脊椎動物
22	laboratory animal	実験用動物
23	mammal	哺乳動物
24	**Mendel's (Mendelian) laws**	メンデルの (遺伝の) 法則
25	metamorphosis	変態，変形
26	[mètəmɔ́ːrfəsɪs]	《v. metamorphose [mètəmɔ́ːrfouz]》
27	**mouse**	マウス (pl. mice)
28	**mutation**	突然変異《v. mutate》
29	**organism**	生命体
30	oviparity [òuvɪpǽrəti]	卵生

01	stem cell	幹細胞
02	induced pluripotent stem (iPS) cell	誘導（人工）多能性幹細胞
03	**rat**	ラット
04	**receptor**	受容体
05	retrogression	退化《v. retrogress》
06	serum [síərəm]	血清
07	**species** [spíːʃiːz, -siːz]	種（単複同形）
08	**strain**	〔微生物の〕株
09	transformation	形質転換，変態
10	vertebrate [vɔ́ːrtɪbrət, -brèɪt]	脊椎動物
11	viviparity [vìvəpǽrəti, vaɪ-]	胎生
12		
13	**Miscellaneous**	**その他の用語**
14	apoptosis [æpoutóusɪs, æpɔp-]	アポトーシス，細胞死
15	autopsy [ɔ́ːtɑpsi]	検死解剖，病理解剖
16	behavioral science	行動科学
17	body donation	献体
18 19	cadaver [kədǽvər] (body; corpse)	〔解剖用〕死体
20	**cause of one's death**	死因
21	chi-square test [kaɪ —]	カイ2乗（χ2）検定
22 23	cloning	無性生殖；クローンをつくること《v. clone》
24	contraction	収縮《v. contract》
25 26	functional mechanism; mechanism of action	作用機序
27 28	genetic engineering [dʒənétɪk —]	遺伝子工学
29	human dissection	人体解剖

01	laboratory of human	
02	histology	組織実習
03	neuron	ニューロン，神経単位
04	osmotic pressure	浸透圧
05	pathological anatomy	病理解剖
06	post-mortem examination	検死，検案
07	preparation	プレパラート《ドイツ語》，組織標本
08	preventive medicine	予防医学
09	returning the remains	遺骨返還
10	route of infection	感染経路
11	significant difference	有意差
12	**sports medicine**	スポーツ医学
13	synapse [sínæps, sinæps, sáinæps]	シナプス《神経細胞の接合部》
14	t-test	t−検定
15	tombstone for the body	
16	donors	献体者慰霊塔
17	tropical medicine	熱帯医学

Part II

Common Expressions in the Hospital
病院における日常表現

1

THE PHYSICAL EXAMINATION
診察

EXAMINATION QUESTIONS 診察のための質問

1 Chief Complaint (CC) （主訴を尋ねる質問）

1	How can we help you today [, Mr. Lane]?	〔レーンさん,〕今日はどうしましたか？
2	What seems to be the matter (problem) 〔, Ms. Fisher〕?	〔フィッシャーさん,〕今日はどうしましたか？
3	What brings you here today [, John]?	今日はどうしましたか〔, ジョン〕？
4	What kind of trouble are you having [, Sue]?	どうしましたか〔, スー〕？
5	So [, Mr. Bean], you've been having some chest pains?	〔問診票を見ながら〕それで〔ビーンさん〕, 胸に痛みがあるそうですね？
6	How have you been since I saw you [last]?	その後どうですか？

2 Present Illness (PI) （現病歴についての質問）

1) Location （症状の場所について）

1	Do you have pain [anywhere]?	〔どこか〕痛みはありますか？
2	Can you show me where it hurts?	どこが痛いか示せますか？
3	Where is the pain?	どこが痛いですか？
4	Does it hurt when I press here?	ここを押さえると痛みますか？
5	Does the pain radiate?	その痛みは広がっていきますか？

2) Quality　（症状の特徴について）

6	What is the pain like?	痛みはどんな感じですか？
7	Can you describe the pain?	どんな痛みか言えますか？
8	Is it a(n) throbbing (sharp; dull; constant; unbearable; shooting; constricting) pain?	ずきずきする（激しい；鈍い；絶え間なく続く；耐えられない；刺すような；締めつけられるような）痛みですか？

3) Severity　（症状の程度について）

9	How severe is your cough?	咳はどのくらいひどいですか？
10	How bad is your pain?	痛みはどのくらいひどいですか？
11	Can you rate the pain on a scale of 1 to 10 with 1 being barely noticeable and 10 being the worst pain in your life?	あなたの痛みを10段階で表して頂けますか？　1がほとんど気づかない位，10がこれまでで最悪の痛みとして。

4) Timing　（症状の時間経過について）

12	When did you first notice the pain (discharge)?	その痛み（分泌物）に最初に気づいたのはいつですか？
13	How long have you been suffering with (from) this?	この症状が出てどれくらいになりますか？
14	Since when?	いつからですか？
15	When do you usually feel the pain?	痛みを感じるのは大抵いつ頃ですか？
16	Do you have the pain at a certain time of (the) day?	1日のうちの決まった時間に痛みを感じますか？

17	Does it get worse at any particular time of the day (year)?	1日（年）のある決まった時〔期〕に症状が悪化しますか？
18	Does it get worse during a certain activity?	何かをしている時に症状が悪化しますか？
19	How long does it last?	それ（症状）はどれくらいの間続きますか？
20	How often do you cough?	どのくらい〔の回数〕咳が出ますか？
21	How many times have you had the stomachache since yesterday?	昨日からこれまでに何回くらいお腹が痛くなりましたか？

5) Associated manifestations（症状の悪化要因や随伴症状について）

22	Is there anything that makes the cough worse (better)?	どんなとき咳がひどく（少し楽に）なりますか？
23	Are there (Do you have) any other symptoms?	何か他に症状はありますか？
24	Can you think of anything that could be causing the pain?	その痛みの原因について何か思い当たることはありますか？
25	What worries you most about the pain?	この痛みについてあなたが最も心配していることは何ですか？

6) Other questions （その他の質問）

26	Have you been able to do regular work (exercise)?	通常の仕事（運動）はできていますか？
27	Have you had this pain (problem) before?	以前にもこのような痛み（症状）がありましたか？

01 02	28	[Do you have] any nausea (bleeding; headaches)?	吐き気（出血；頭痛）は〔ありますか〕？
03 04	29	Do you [often] feel thirsty (dizzy; feverish)?	〔よく〕喉が渇きますか（めまいがしますか；熱が出ますか）？
05 06	30	How often do you urinate (cough) in a day?	1日に何回くらいおしっこ（咳）が出ますか？
07 08 09	31	Have you had any trouble sleeping (eating; urinating; breathing)?	睡眠（食事；排尿；呼吸）に何か問題がありますか？
10	32	How's your appetite?	食欲はどうですか？
11 12 13	33	Have you noticed any change in your bowels (appetite; weight)?	便通（食欲；体重）の変化に気づいたことはありますか？
14 15	34	Have you taken your temperature?	熱を計りましたか？
16 17	35	Have you been running a temperature (fever)?	熱が出ていますか？
18 19	36	[Have you had] any vomiting (diarrhea; chills; fever)?	嘔吐（下痢；悪寒；発熱）をしたことがありますか？
20	37	What about night sweats?	寝汗はどうですか？

21

22 3 Past History (PH) （既往歴についての質問）

23 1) Childhood Illnesses （子供の頃にかかった病気について）

24 25 26	1	Have you ever had chicken pox (measles; mumps)?	水疱瘡（はしか；おたふくかぜ）にかかったことがありますか？

2) Adult Illnesses　（大人になってかかった病気・けがについて）

2	Do you have any chronic diseases (ailments)?	慢性の病気（疾患）はありますか？
3	Have you ever had a major illness before?	これまでに大きな病気をしたことがありますか？
4	Have you ever broken any bones?	骨折したことがありますか？
5	Have you ever lost extended time from work due to illness?	これまでに病気によって長期欠勤したことがありますか？

3) Hospitalization　（入院・手術について）

6	Have you ever been hospitalized before?	これまでに入院したことがありますか？
7	When did you have the operation (cancer; electrocardiogram)?	手術したのは（がんにかかったのは；心電図をとったのは）いつですか？

4) Immunizations　（予防接種について尋ねる質問）

8	Have you been vaccinated for polio (hepatitis B, COVID-19)?	ポリオ（B型肝炎，新型コロナウイルス感染症）の予防接種は済ませていますか？

5) Allergies　（アレルギーについて）

9	Do you have any allergies?	何かアレルギーはありますか？
10	What are you allergic to?	どんなものにアレルギーが出ますか？

6) Medication　（服用している薬について）

11	Are you on (taking) any medication?	何か薬を飲んでいますか？

（上記の質問に続けて，"Any prescriptions?"［何か処方薬は？］"Anything over-the-counter?"［市販薬は？］"Any vitamins or supplements?"［ビタミンやサプリメントは？］"Anything else?"［他には？］と一連の質問をすることもよくある）

	12	**Where do you get the medicine?**	その薬はどこでもらっていますか？
	13	**Have you ever had (suffered) any side effects from medicine?**	これまでに薬の副作用が出たことはありますか？

7) Tests　（これまでに受けた検査について）

	14	**When was your last checkup (visit; X-ray; tetanus shot)?**	最後に検診（診察；X線；破傷風の予防接種）を受けたのはいつですか？

8) Tobacco / Alcohol / Drugs
（喫煙・飲酒・麻薬使用について尋ねる質問）

	15	**Do you smoke? How many cigarettes per day?**	煙草は吸いますか？　1日に何本くらい吸いますか？
	16	**How much do you drink in one week?**	1週間でどれくらいアルコールを飲みますか？
	17	**Do you use any narcotic (recreational) drugs?**	何か麻薬を使用していますか？

（recreational drugs：「快楽（用）麻薬」。治療用麻薬に対して，快楽追及のための麻薬）

	18	**Have you ever taken any illegal or controlled substances, such as marijuana, cocaine, heroine, etc.?**	あなたはこれまでにマリファナ，コカイン，ヘロインなどの，違法または使用が規制されている薬物を使用したことがありますか？
	19	**If so, how often and how long did you use the drug?**	もし使用していたなら，どのくらいの回数で，またどのくらいの期間使用していましたか？

4 Current Health Status （現在の健康状態について尋ねる質問）

1	How much do you weigh?	体重はどれだけありますか？
2	Is your weight steady?	体重は変わりませんか？
3	How many hours of sleep do you get?	睡眠は何時間くらいとれていますか？
4	Can you sleep the whole night without going to the toilet?	一晩中トイレに行かずに寝ることができますか？
5	Do you have regular bowel movements?	お通じ（便通）は規則正しくありますか？
6	Would you say that you get plenty of exercise (sleep; relaxation)?	運動（睡眠；休養）を十分にとっていると思いますか？
7	Is your work extremely stressful?	あなたの仕事は極端にストレスが多いですか？

(For Women 女性に対して)

8	Are your periods regular?	月経は規則正しくありますか？
9	When was your last period?	前回の月経はいつでしたか？
10	Have you noticed any unusual discharge (bleeding)?	異常な分泌物（出血）はありますか？
11	Are you on the pill?	ピル（経口避妊薬）を飲んでいますか？
12	Do you use any birth control?	何か避妊をしていますか？
13	What do you do for contraception?	避妊はどのようにしていますか？
14	Do you routinely check your breasts for lumps (your urine for sugar)?	定期的に胸のしこり（尿糖値）を調べていますか？

15	Have you been pregnant before?	妊娠したことはありますか？
16	Did you have a normal delivery?	正常分娩でしたか？
17	〔Did you have〕any complications during pregnancy?	妊娠中何か合併症は〔ありましたか〕？
18	〔Do you have〕any children?	お子さんは〔いますか〕？
19	Did you breast-feed your child (children)？	お子さんは母乳で育てましたか？

5 Family History (FH)　(家族歴についての質問)

1	Does anyone in your family have diabetes (epilepsy; heart disease)？	家族の中で糖尿病（てんかん；心臓病）の人はいますか？
2	Is there a history of high blood pressure (alcoholism) in your family?	高血圧（アルコール中毒）の人が家族の中にいますか？
3	Has anyone in your family been hospitalized for a mental illness?	家族の中で精神病で入院したことのある人はいますか？
4	Have any of your relatives had cancer (heart problems)？	親類でがん（心臓病）にかかった人はいますか？
5	Are your parents still living? Are they in good health?	ご両親は健在ですか？
6	What did your mother (father) die of? At what age?	お母（父）様は何歳の時に何の病気で亡くなりましたか？
7	How old were your grandparents 〔on your father's side〕when they passed away?	〔お父様方の〕祖父母は何歳で亡くなりましたか？

8	You said your uncle died of stomach cancer. Was he your blood relation?	胃がんでおじ様を亡くされたそうですが，そのおじ様は血縁関係にある方ですか？
9	How many brothers and sisters do you have?	兄弟姉妹は何人ですか？
10	Would you say that your family relations are very good?	家族関係は良好だと思いますか？

6 Social History (SH)　(社会歴についての質問)

1	What is your job (occupation)?	ご職業は何ですか？
2	Are you married?	結婚されていますか？
3	Are you exposed to any health hazards (chemicals) at your work?	職場で健康有害物（化学物質）にさらされていますか？

INSTRUCTIONS / REQUESTS 指示・要請

1	Open your mouth wide.	口を大きく開けてください。
2	Stick out your tongue.	舌を出してください。
3	Say "a-a-ah."	「あー」と言ってください。
4	Say "99" over and over.	「ナインナイン（鼻音）」と何回も言ってください。
	（アメリカでは声音振とう（肺の聴診）の際にこのように言わせることがある）	
5	Put this under your tongue.	これを舌の下に入れてください。
6	Breathe deeply (naturally; slowly).	深く（自然に；ゆっくり）息をしてください。
7	Please inhale (exhale).	息を吸って（吐いて）ください。

01	8	Take a deep breath.	大きく息を吸ってください。
02	9	Hold your breath.	息を止めてください。
03	10	Breathe (Let it) out.	息を吐いてください。
04〜05	11	Blow into this tube.	この管に息を吹き込んでください。
06〜07	12	Pant (Blow; Breathe) through the pain.	〔陣痛のときは〕はぁはぁ言って痛みを散らしなさい。
08	13	Don't push (bear down) yet.	まだいきまないでください。
09〜10	14	Turn your head to the side and cough.	顔を横に向けて咳払いをしてください。
11		（アメリカではヘルニアの検査の時にこのように言うようである）	
12〜13	15	Bend your elbow (knee; wrist).	肘（膝；手首）を曲げてください。
14	16	Raise your arm(s) (leg).	腕（脚）を上げてください。
15〜16	17	Give me (Put out) your right arm (hand).	右腕（手）を出してください。
17〜18	18	Press (Knead) here for about five minutes.	ここを5分間程押さえていて（揉んで）ください。
19〜20	19	Put your hands on top 〔of〕 your head (behind your back).	両手を頭の上（背中）においてください。
21〜22	20	Bend down and touch your toes.	背中を曲げて足の指に手を触れてください。
23〜24	21	Please don't move. (Please hold still.)	動かないでください。
25	22	Grip this tightly.	これを強く握ってください。
26	23	Make a tight fist.	拳をしっかり握ってください。
27〜28	24	Relax your hand(s) (muscles).	手（筋肉）の力を抜いてください。

01 02 03	25	Try not to swallow the medicine. Just hold it at the back of your mouth.	薬を飲み込まないようにして，口の奥の方にためておいてください。
04 05	26	Relax your shoulders and try to swallow it.	肩の力を抜いて，ごくんと飲み込むようにしてください。
06	27	Look at the chart.	〔視力検査〕表を見てください。
07	28	Look this way.	こちらの方を見てください。
08	29	Keep your eyes closed.	目を閉じていてください。
09	30	Cover your left (right) eye.	左（右）目を隠してください。
10 11	31	Try not to blink.	瞬きしないようにしてください。
12 13	32	Follow my finger(s) 〔with your eyes〕	私の指を〔目で〕追ってください。
14 15	33	Hop up on this bed (table).	ベッド（台）の上に乗ってください。
16 17	34	Lie on your back (side; stomach).	仰向け（横向き；うつ伏せ）に寝てください。
18 19	35	Roll over on your back (left side; stomach).	仰向け（左向き；うつ伏せ）に向きを変えて寝てください。
20 21	36	Turn around and face me (the wall).	向きを変えて私の（壁の）方を見てください。
22 23	37	Balance on your right (left) foot.	右（左）足で立ってバランスをとってください。
24 25	38	Wiggle your toes on your right (left) foot.	右（左）足の指を動かしてください。
26 27	39	Squeeze my two fingers with your right (left) hand.	右（左）手で私の指2本をぎゅっと握ってください。
28	40	Don't rub your eyes.	目をこすらないでください。

01	41	Please urinate in this container.	この容器に尿をしてください。
02 03	42	When you finish, give it to the nurse.	終わったら，これを看護師に渡してください。
04 05 06	43	When you finish, push the call button and the nurse will come.	終わったらナースコールを押してください。看護師が来ます。
07 08	44	Take (Slip) off〔all〕your clothes and put (slip) on this gown.	衣服を〔すべて〕脱いでこの検査着を着てください。
09 10	45	Take off your clothes down to your underwear (underpants).	衣服を脱いで下着（パンツ）だけになってください。
11	46	Please take off your shirt.	シャツを脱いでください。
12 13	47	Please slip down your trousers (pants).	ズボンを下ろしてください。
14	48	Roll up your sleeve.	袖をまくってください。
15 16	49	Take off your shoes and put on these slippers.	靴を脱いでこのスリッパを履いてください。
17 18	50	Remove your make-up and nail polish.	化粧とマニキュアを落としてください。
19 20 21	51	Go to the radiology department (blood lab) on the second floor.	2階の放射線科（採血室）に行ってください。
22 23 24	52	Return (Take) this folder to the cashier (the reception desk; No. 3 counter).	このフォルダを会計（受付；3番）窓口に返してください。
25 26	53	Ask the receptionist to make an appointment for next week.	受付で次週の予約をしてください。
27 28	54	Come and see me again if this doesn't make you better.	もし良くならなかったら，また来てください。

55	You must fast (not eat anything) for 12 hours before the tests.	検査の12時間前からは絶食してください（何も食べてはいけません）。
56	Take one packet (capsule; tablet; pill) at a time three times a day after each meal.	1回1包（カプセル；錠；粒）を1日3回食後に服用してください。
57	Take this medication before (after; between) meals.	この薬を食前（食後；食間）に服用してください。
58	Take this medicine (painkiller) when you feel pain.	痛みを感じたらこの薬（痛み止め）を飲んでください。
59	Take this on an empty stomach.	これを空腹時に服用してください。
60	Take this twice (three times) a day.	これを1日2（3）回服用してください。
61	Take this before (going to) bed.	これを就寝前に服用してください。
62	Use one packet (capsule; tablet; pill) every four hours.	4時間ごとに1包（カプセル；錠；粒）を服用してください。
63	Please tell me if you notice any strange effects from this medicine.	この薬を飲んで異常を感じたらおっしゃってください。
64	Wait 8 hours between doses.	服用後、次の服用まで8時間空けてください。
65	Take this medicine with (a glass of) water.	このお薬は（コップ1杯の）水で飲んでください。
66	Put this medicne under the tongue to dissolove slowly.	このお薬は舌の下に含んでゆっくり溶かしてください。

01 02	67	**Don't stop taking this medicine until it's all gone.**	このお薬は最後まで飲み切ってください。
03 04	68	**Please do not stop your medicine on your own.**	ご自分で薬をやめないでください。
05 06 07	69	**When you miss the dose, take the missed dose as soon as possible.**	お薬を飲み忘れたら、すぐに飲んでください。
08 09	70	**Please do not take double dose.**	一度に2回分を飲まないでください。
10 11	71	**Follow this diet for two weeks.**	この食事を2週間続けてください。
12 13 14	72	**Gargle with this when you get up (before you retire; if your throat hurts).**	起床時（就寝時；喉が痛かったら）これでうがいをしてください
15 16 17	73	**When (If) you can't stand the pain, take this painkiller.**	もし痛みに耐えられないようなら，この鎮痛薬を服用してください。
18 19	74	**Don't drive for two hours after taking this medicine.**	この薬を飲んだら2時間は運転しないでください。
20 21	75	**You can't drink [alcohol] after taking this medicine.**	この薬を飲んだらアルコールは飲まないでください。
22 23	76	**Don't take a bath or shower today.**	今日は入浴やシャワーは控えてください。
24 25 26	77	**Be sure to keep this out of the reach of your children.**	必ずこれをお子さんの手の届かないところに保管しておくようにしてください。

01 (At a Dentist's Office 歯科医院で)

78	Wash (rinse) out your mouth.	口をゆすいでください。
79	Which tooth hurts?	どの歯が痛みます？
80	Slide up the chair.	もう少し椅子の上にあがってください。
81	We'll take an X-ray of this tooth.	歯のレントゲンを撮ります。
82	Hold this with your first finger.	ここを人差し指で押さえていてください。
83	Turn your face a little more this way.	もうちょっとこちらを向いてください。
84	Tap your back teeth together a few times on end.	歯をガチガチ奥歯で噛んでください。
85	The gum here has gathered pus.	歯の根っこが膿んでいます。
86	I'll grind this tooth and bridge it with the next one.	この歯を削って、隣の歯とブリッジします。
87	This tooth has to be pulled out (extracted).	この歯は抜かないといけません。
88	I'll anesthetize this tooth.　It will hurt a little.	この歯に麻酔をします。ちょっと痛いですよ。
89	We'll wait until the anesthetic has worked.	麻酔が効くまでちょっと待ちますね。
90	Try to chew with the teeth on the other side.	なるべく反対の歯でかむようにしてください。
91	Make it a rule to brush your teeth after each meal.	毎食後歯を磨くようにしてください。
92	We'll take a mold of the teeth next time.	この次は歯の型をとります。

DIAGNOSING 診断

診断の際に患者に告げる内容が，患者にとって芳しくないものであることが多い。そういう場合には，いきなり内容を告げるのでなく，文頭に以下のような言葉を付けると文の意味を和らげるので，覚えておくとよい。

I'm afraid ...	…と思います　…のようです
To tell you the truth, …	実を言うと…です
I suspect that …	…の疑いがあります
Unfortunately, …	残念ながら…
It seems that ...	…のようです
It looks like …	…のようです
I'd say that …	…と思います

1	You have a growth.	腫瘍があります。
2	You have early stage cancer.	初期のがんがあります。
3	Your ulcer is psychosomatic (caused by stress).	あなたの潰瘍は心因性のものです（ストレスによるものです）。
4	There is a possibility of recurrence.	再発の可能性があります。
5	I'm afraid your cancer has spread to your ribs.	あなたのがんは肋骨に転移したようです。
6	Do you want a second opinion?	セカンド・オピニオン（他の先生の診断）を希望されますか？
7	I want to refer you to a heart (eye; GI) specialist.	心臓（眼科；胃腸）の専門医に紹介したいと思います。
8	I'll explain what we're going to do, and if you have any questions, please feel free to ask me.	これからしようとすることを説明します。質問があったら気軽に尋ねてください。

01–04	9	Read this consent form, and if you agree to (with) it, please sign it and put your personal seal on it.	この同意書を読んで，同意できたら署名・捺印してください。
05–06	10	Do you want to donate〔any part of〕your body?	献体〔体のどこかを提供〕したいと思いますか？
07–08	11	Would you agree to an autopsy?	病理解剖に同意しますか？
09–10	12	Your fever (swelling) should subside (go down) soon.	あなたの熱〔腫れ〕はじきに治まるでしょう。
11–12	13	Your wound will soon heal up.	あなたのけがはすぐに治るでしょう。
13–15	14	The doctor will remove your stitches (cast; bandage) tomorrow.	明日，抜糸し〔ギプスを外し / 包帯を外し〕ます。
16–17	15	You will need to have another test in a month.	1ヵ月したらもう一度検査が必要です。
18–19	16	The result of your pap test was negative.	子宮がん検査の結果は陰性でした。
20	17	The baby is due on March 3.	出産予定日は3月3日です。

REASSURING THE PATIENT 患者への励まし

23	1	You did well!	上手にできましたね！
24–25	2	Good, you ate everything!	まぁ良かった，全部食べましたね！
26–27	3	You look better today.	今日は具合が良さそうですね。
28–29	4	We'll have you fixed up in no time.	すぐに治してあげますからね。

5	Don't worry. This won't hurt. (We'll take care of you. / You'll get better soon.)	心配しないで。痛くありませんよ。（私たちがちゃんとしてあげますよ。/ すぐに良くなりますよ。）
6	The worst is over now.	一番大変なところは終わりましたよ。
7	Don't give up. Just a little bit more.	あきらめないで。あともう少しですよ。
8	Here, hold (grab) my hand.	さあ，私の手を持って（握って）ください。
9	There are good medicines (treatments) for this problem.	この症状にはよい薬（治療法）がありますよ。
10	In a few days (weeks) you'll be as good as new.	数日（週間）で元のように元気になりますよ。
11	I hope you will take a turn for the better soon.	すぐに症状は好転すると思いますよ。
12	You're going to feel just a tiny prick.	ほんの少しちくっとしますよ。
13	I can't find anything wrong at all.	どこも悪いところは見当たりませんよ。
14	I'll come right away if you need me.	ご用のときはすぐに来ますからね。
15	Just wait here. I'll soon be with you.	ここでちょっと待っていてください。すぐ来ますから。
16	Please take care. (Take good care of yourself./Take it easy.)	どうぞお大事に。（十分体に気をつけてください。/ あまり気になさらないで，気楽にしていてください。）

01 COUNSELING 助言

1	Did you understand the directions〔about your medication (diet; exercise)〕?	〔薬（食事；運動）についての〕指示がわかりましたか？
2	You really are going to have to pay close attention to salt (alcohol).	本当に塩分（アルコール）にはよく気をつけてください。
3	I want you to give up (quit) smoking (drinking).	喫煙（飲酒）をやめていただきたいですね。
4	You need to cut down〔on〕your smoking (drinking; salt).	煙草（飲酒；塩）の量を減らす必要があります。
5	You need to get enough rest (exercise; calcium).	十分な休養（運動；カルシウム）をとる必要があります。
6	You need to eat more slowly and chew your food well.	もっとゆっくりよく噛んで食べなくてはなりません。
7	When you drink water (tea), try to sit up.	水（お茶）を飲むときは，身体を起こしてください。
8	If you really hope to get better, you're going to have to change your lifestyle.	もし本当に良くなりたいなら，生活を変えなくてはなりません。
9	If you don't take your medication, you won't get better.	お薬を飲まないと良くなりませんよ。
10	You need complete bed rest for at least a week.	少なくとも1週間は絶対安静が必要です。
11	Do you take time on weekends to relax (exercise)?	週末には休養（運動）する時間をとっていますか？

01 02 03	12	You will need to take a leave from work for a few days (weeks; months).	数日（週間；カ月）仕事を休まなくてはならないでしょう。
04 05	13	Nothing is more important than your health.	自分の健康が一番大切なんですよ。
06 07 08	14	Remember, if your condition gets worse, come back to see the doctor right away.	具合が悪くなったら，またすぐに診察を受けに来なさい。忘れないで。

②
PATIENTS' COMPLAINTS/ REQUESTS

患者の訴え，要求

01 HEAD 頭部関係

02 03	1	My eyes keep itching (watering, tearing; burning).	目のかゆみ（涙；灼けるような痛み）が止まりません。
04	2	My eyes are usually bloodshot.	目がいつも充血しています。
05 06	3	Everything looks blurry.	何もかもかすんで見えます。
07 08	4	I see some little black things floating around.	小さい黒いものが目の前に浮かんで見えます。
09 10	5	In the morning when I wake up, my eyes are stuck shut.	朝起きたとき，目が開きません。
11 12	6	My nose runs a lot (almost all the time).	鼻水がたくさん（絶えず）出ます。
13 14	7	Especially in the morning, my nose is stuffed up.	特に朝，鼻が詰まります。
15 16	8	I've had the sniffles (a runny nose) for two months now.	もう2ヵ月も鼻水が止まりません。
17 18	9	I have sneezing (coughing) fits almost every day.	ほとんど毎日，くしゃみ（咳）の発作が起きます。
19 20	10	It's unusual for me to have nosebleeds.	鼻血が出るのは珍しいことです。
21 22	11	I have a ringing (noise) in my ear(s).	耳鳴りがします。
23 24	12	I can't stand this earache (toothache) anymore.	この耳痛（歯痛）にもう耐えられません。
25 26	13	My (back) tooth hurts when I chew.	ものを噛んだときに〔奥〕歯が痛みます。
27 28	14	My gums are swollen and I have a toothache.	歯茎が腫れて歯が痛みます。

01 02	15	My gums bleed when I brush (my teeth).	歯を磨くと歯茎から血が出ます。
03 04	16	My mouth is always dry.	口がしょっちゅう渇いています。
05 06	17	I can't get rid of these canker sores.	口内炎が治りません。
07 08	18	My wife says I have bad breath.	妻は私の息が臭いと言います。
09 10 11	19	My throat is sore (raw; rough; irritated).	喉が痛いです（ひりひりします；がらがらします；不快感があります）。
12 13	20	I've been hoarse for several weeks now.	もう数週間も声が嗄れています。
14 15	21	By the end of the day, I lose my voice.	一日の終わりには声が出なくなります。
16 17	22	Lately, a lot of my hair falls out when I brush (wash) it.	最近，髪を梳くと（洗うと）たくさん毛が抜けます。
18 19	23	I can't get rid of the pimples on my face.	顔のにきびがどうしても治りません。
20 21	24	I've been having terrible headaches (migraines) lately.	最近，ひどい頭痛（片頭痛）がします。
22 23 24	25	When my head starts pounding, I just have to lie down.	ひどく頭が痛むと，横にならずにはいられません。
25 26	26	When I stand up, my head swims (I feel dizzy).	立ち上がると，頭がふらつきます（めまいがします）。
27 28	27	If I move my head, everything starts spinning.	頭を動かすと，何もかもぐるぐる回って見えます。

	28	I have been passing (blacking) out sometimes (almost every day).	最近時々（毎日のように）気絶しています。

CHEST 胸部関係

1	I get winded (out of breath) easily.	すぐに息が切れます。
2	I'm having trouble (in) breathing (swallowing).	息をするのが（飲み込むのが）困難です。
3	My chest hurts when I breathe (in).	息をする（吸い込む）と胸が痛みます。
4	I've had a terrible sore throat (for more than 3 days).	〔もう3日以上〕ひどく喉が痛んでいます。
5	I often choke when I'm eating (drinking) something.	何か食べて（飲んで）いるときよくむせます。
6	I really suffer from heartburn.	胸焼けで本当に悩んでいます。
7	I can't sleep because I can't stop coughing.	咳が止まらなくて眠ることができません。
8	I cough up phlegm and some blood.	咳をすると痰と血が出ます。
9	Now and then (Especially at night), I've been having sharp (dull) pains around my heart.	時々（特に夜），胸のあたりが鋭く（鈍く）痛みます。
10	My heart often skips beats.	脈がよくとびます。
11	My heart really races (speeds up) sometimes.	時々脈が速くなります。
12	I can feel something hard in my left breast.	触ると左の乳房に何か固いものがあるようです。

01　ABDOMEN 腹部関係

1	I have absolutely no appetite (desire to eat).	全く食欲がありません。
2	I can't keep anything down.	何を食べてももどしてしまいます。
3	I puked (threw up; vomited) three times during the night.	夜，3回吐きました。
4	My gut (stomach) feels like it's on fire.	お腹（胃）が灼けるようです。
5	I cough a lot and have the dry heaves.	咳がひどすぎて空えずき（何も吐けない吐き気）を催します。
6	I have the runs really bad.	ひどい下痢です。
7	I have (bloody) diarrhea.	〔血の混じった〕下痢です。
8	I'm constipated (blocked up).	便秘しています。
9	I haven't gone to the bathroom (toilet) for days.	もう何日も大便が出ていません。
10	My stools are like rocks (marbles).	小石（ビー玉）のような固い便が出ます。
11	I have terrible gas (morning, noon, and night).	〔一日中〕ひどくガスが出ます。
12	When I lie down, the food seems to come back up into my throat.	横になると食べた物が喉で戻ってくるような感じがします。
13	Could I possibly have food poisoning?	食中毒でしょうか？
14	The cramps are killing me.	ひどい腹痛で死にそうです。
15	My urine is cloudy.	尿が濁っています。

	16	I have to get up many times at night to pass water.	夜中に何度も小便にいかねばなりません。

EXTREMITIES 四肢関係

	1	I have a prickling (tingling) sensation in my fingers (toes; feet; hands).	指（足の指；足；手）がちくちくします。
	2	I often wake up in the middle of the night with charley horses.	夜中に筋肉がけいれんしてよく目が覚めます。
	3	The muscles in my legs are burning and twitching.	足の筋肉が灼けるように痛くてひきつります。
	4	I can't bend my fingers (elbow; knee; foot).	指（肘；膝；足）を曲げることができません。
	5	My knees hurt, so I can't sit with my legs folded.	膝が痛いので，正座ができません。
	6	I can't straighten my arm (fingers).	腕（指）をまっすぐにすることができません。
	7	If I move my arm, my shoulder hurts like crazy.	腕を動かすと肩がものすごく痛みます。
	8	My legs (arms) keep falling asleep.	足（腕）がよくしびれます。
	9	I skinned my knee really bad.	膝をひどく擦りむきました。
	10	I cut my finger with a kitchen knife.	手の指を包丁で切ってしまいました。
	11	I sprained my ankle (strained my leg muscle) playing volleyball.	バレーボールをしていて，くるぶしを捻挫し（脚の筋肉を痛め）ました。
	12	I stubbed (jammed) my thumb.	親指を突き指しました。

13	I twisted my foot and it's all puffed up.	足をねじってしまってそこが腫れ上がっています。
14	I've got a terrible case of athlete's foot.	ひどい水虫です。
15	I'm worried about this mole (wart) on my hand (face).	手（顔）のほくろ（いぼ）のことが心配です。

MEDICINE 投薬関係

1	This medicine makes me so sleepy (sick to my stomach).	この薬を飲むととても眠くなります（吐き気がします）。
2	I broke out in a rash (sweat) after I took this (medicine).	これ〔この薬〕を飲んだら，急に発疹（汗）が出ました。
3	It's difficult for me to swallow these pills (capsules).	この薬（カプセル）は飲みにくいです。
4	This medicine is frightfully expensive.	この薬はおそろしく高価です。
5	This medicine doesn't seem to help (stop; relieve) the pain (diarrhea) at all.	この薬はまったく痛み（下痢）を和らげて（止めて）くれないようです。
6	What kind of side effects does this medication have?	この薬にはどんな副作用がありますか？
7	Besides medicine, is there any other way to deal with this problem?	薬以外に，この症状に対する治療法はありませんか？
8	If this (medicine) doesn't work (do the trick), what shall I do?	これ〔この薬〕が効かなかったらどうしたらよいでしょうか？
9	Please give me something for the awful pain in my back.	背中のひどい痛みに何か薬をください。

SLEEP 睡眠関係

1	I can't sleep, no matter how tired I am.	どんなに疲れていても眠れません。
2	The more I try to sleep, the harder it is.	眠ろうとすると，ますます眠れません。
3	I've been suffering from insomnia.	不眠症に悩んでいます。
4	My wife (family) complains about my snoring.	妻（家族）が私のいびきがうるさいと言います。
5	Does snoring have anything to do with SAS (sleep apnea syndrome)?	いびきと睡眠時無呼吸症候群とは関係がありますか？
6	I wake up at the slightest sound.	ほんの小さな物音にでも目が覚めてしまいます。
7	Is there anything I can do to avoid jet lag?	時差ボケを防ぐ方法はありませんか？

HOSPITAL LIFE 入院生活関係

1	I can't rest because the visitors are so noisy.	見舞客がやかましくて休めません。
2	Please ask the other patients to turn their TVs down.	他の患者にテレビの音を小さくするように言ってください。
3	This room is too hot (cold; noisy).	部屋が暑（寒；やかまし）すぎます。
4	I want to change rooms, because this one is too noisy (expensive).	この部屋はやかまし（高価）すぎるので，部屋を替えてほしい。

01 02	5	Something is wrong with the TV (heater; air conditioner).	テレビ（暖房；エアコン）の調子が変です。
03 04	6	The IV is making my arm discolored (hurt).	点滴が漏れて腕が内出血しています（痛みます）。
05 06	7	There is blood in the IV tube.	点滴の管に血が入っています。
07 08	8	Could you make the IV drip faster (slower)?	点滴の速さをもっと速く（遅く）してくださいますか？
09 10	9	This meat is too tough (salty; greasy).	この肉は固（しょっぱ；脂っこ）すぎます。
11	10	My wastebasket is full.	ごみ箱がいっぱいです。
12 13	11	Could someone mail a letter for me?	どなたか手紙を出してきてもらえませんか？
14 15 16	12	Where is the outlet for a cellular phone (iPad; note PC)?	携帯電話（iPad；ノートパソコン）の電源はどこにありますか？

17

MISCELLANEOUS その他

19 20	1	I've really been feeling depressed (low) lately.	最近本当に気分が落ち込んでいます。
21 22	2	I'm so weak (weary; listless).	とても体が弱っています（疲れやすい，無気力です）。
23 24	3	I have such a heavy, dull feeling.	体がとても重くだるい感じがします。
25 26	4	I feel uncomfortable (achy all over).	不快な（体中が痛む）感じがします。
27 28	5	I feel sick.	気分が悪いです（吐きそうな感じがします）。

	6	I haven't been (feeling) myself lately.	最近調子が変です。
	7	I go to bed (feeling) tired, and I get up (feeling) tired.	寝ても疲れがとれません。
	8	It's all I can do to get out of bed in the morning.	とにかく朝起きるのが精一杯です。
	9	I'm always thirsty.	いつも喉が渇いています。
	10	I think I've caught some kind of bug.	何か風邪をひいたようです。(bug = ばい菌，風邪)
	11	I missed my period.	生理が一回抜けました。
	12	I always feel like I have to pee.	いつも尿意があります。
	13	It's getting hard to hold my water.	尿を我慢するのが難しくなってきています。
	14	I can't pass my water well. (My pee won't come out well.)	尿がよく出ないのです。
	15	I feel feverish (hot).	体が熱っぽい（熱い）です。
	16	I had a temperature (fever) of one hundred and one (thirty-eight point three).	熱が〔華氏〕101度（〔摂氏〕38.3度）ありました。
	17	I feel like I'm (my head is) burning up.	（頭が）熱っぽいのです。
	18	The fever doesn't go away.	熱が下がりません。
	19	I slipped and fell (down).	滑って転びました。
	20	My grandfather collapsed and hit his head.	祖父が倒れて頭を打ちました。
	21	He was struck by lightning.	雷に打たれました。
	22	The baby is listless.	赤ちゃんがぐったりしています。

23	The baby is so cranky.	赤ちゃんがとてもむずがります。
24	My child is scratching herself (himself) to death.	子どもが体をひどく掻きむしります。

(At a Dentist's Office 歯科医院で)

25	When I eat hot food, this tooth hurts.	熱いものを食べるとこの歯にしみます。
26	This tooth is getting loose.	この歯がぐらぐらします。
27	My [back] tooth hurts when I chew.	ものを噛んだときに[奥]歯が痛みます。
28	My gums are swollen and I have a toothache.	歯茎が腫れて歯が痛みます。
29	My gums bleed when I brush my teeth,	歯をみがくと歯茎から血が出ます。
30	The false teeth have to be re-adjusted, I think.	入歯がよく合っていないようです。
31	How long [much] does this treatment take?	今度の治療はどれだけ期間[費用]がかかりますか？
32	Can I use the health insurance for this treatment?	この治療に保険を使えますか？

Common Expressions in the Hospital
病院における日常表現

3
NURSING LANGUAGE FOR BEDSIDE CARE
病室での看護に関する言葉

01 GENERAL 一般

1	Good morning, Bob. How are you feeling?	ボブさん, お早うございます。気分はいかがですか？
2	Time to wake up, Ann.	アンさん, 起きる時間ですよ。
3	Here's a washcloth to wipe your face.	顔を拭くタオルですよ。
4	Are you feeling stronger today?	今日は元気が出たようですか？
5	Are you managing okay?	何とかうまくやっていますか？
6	Can I get anything for you?	何か持ってきましょうか？
7	Did you sleep well last night?	昨夜はよく眠れましたか。

DIET 食事

1	How's your appetite?	食欲はどうですか？
2	Were you able to eat all of your breakfast (meal)?	朝食（食事）を全部食べられましたか？
3	The doctor is going to put (keep) you on a soft (liquid) diet for a while.	先生が, あなたはしばらく軟食（流動食）にするようにとのことです。
4	You need to eat more to build up your strength.	力をつけるためにもっと食べないとだめですよ。
5	May I take (clear) away your tray?	お膳をお下げしましょうか？
6	Is the food agreeing with you?	食事はお口に合っていますか？

VITAL SIGNS バイタルサイン

「…を調べます」と言うときは次のような言葉で始めるとよい。

I'm going to check …
I'd like to check …
Let's check …
Let me check …

1	I'm going to take (check) your vital signs (temperature; pulse; blood pressure).	バイタルサイン（体温；脈拍；血圧）を測りますね。
2	Please give me your arm.	手を出してください。
3	Please put the thermometer under your arm (tongue) for at least three minutes.	体温計を腕（舌）の下に3分以上はさんでいてください。
4	Let me see the thermometer.	体温計を見せてください。
5	Everything looks O.K.	全部異常はないようですね。
6	You have a slight temperature (fever).	ちょっとお熱がありますね。
7	Your blood pressure is 120 over 80.	あなたの血圧は，上が120，下が80です。

MOVING THE PATIENT 患者の移動

1	You have to change your position often so you don't get bedsores.	床ずれにならないよう，寝る姿勢を頻繁に変えなくてはなりませんよ。
2	Could you roll on your left side?	左を下にして〔寝る向きを変えて〕いただけますか。
3	I'm going to help you out of bed.	ベッドから降りるのをお手伝いしましょう。

01 02	4	Please put your arm around my neck.	私の首に腕を回してください。
03 04	5	Put your hands on your chest.	手を胸の上に置いてください。
05 06	6	I want you to sit in this wheelchair.	この車椅子に乗ってください。
07 08	7	Let's go for a short walk in the hall.	廊下を少し歩いてみましょう。

KINDNESS 心配り

11 12 13 14	1	Would you like me to get you some fresh water (bring you something to eat; water your plants)?	冷たいお水を持ってきましょうか（何か食べるものを持ってきましょうか；観葉植物に水をやりましょうか）？
15 16	2	I'll straighten up your bed (a little).	ベッドを〔少し〕きちんと整えましょう。
17 18	3	(Here,) let me fluff up your pillow.	さぁ，枕をふくらませてあげましょう。
19 20	4	Shall I open (close) the window (door)?	窓（扉）を開け（閉め）ましょうか？
21 22	5	I'll get you some clean bedclothes (pajama).	清潔なシーツ（寝巻き）をお持ちしますね。
23 24	6	I'll help you change your gown (underwear).	病衣（下着）の着替えをお手伝いしますね。
25 26	7	Would you like a short backrub?	背中を少しさすりましょうか？
27 28	8	I'm going to make you a little more comfortable.	もう少し楽にしてあげましょうね。

01 02	9	I'll put a pillow behind your back (under your knees).	背中（膝の下）に枕を置きますね。
03 04	10	Shall I raise (lower) your bed?	ベッドを上げ（下げ）ましょうか？
05 06	11	Would you like another blanket?	毛布をもう一枚ほしいですか？
07 08	12	I'll walk with you to the toilet.	トイレまで一緒についていってあげますよ。

09

10 MISCELLANEOUS INSTRUCTIONS　その他の指示

11 12	1	Please sit on the edge of the bed.	ベッドの端に腰掛けてください。
13 14	2	I want you to take this medicine.	このお薬を飲んでほしいのです。
15 16	3	Lift your bottom so I can put the bedpan under you.	おまるを体の下に入れますから、腰を浮かせてください。
17 18 19	4	When you are finished with the bedpan, just ring the buzzer.	大便を（おまるに）し終わったら、ブザーを鳴らしてください。
20 21	5	You must stay in bed until your IV is finished.	点滴が終わるまでベッドに寝ていないといけません。
22 23	6	We will be waking you up around 6:30.	起床時間は6時30分です。
24	7	All lights must be off at ten.	10時にすべて消灯です。
25 26	8	Lights out, please. It's time for you to rest.	明かりを消してください。お休みの時間です。
27 28 29	9	You must ask your visitors to leave promptly at 8:30.	見舞いの方々に、8時30分になったらすぐ帰ってもらうように頼んでください

	10	Visiting hours are from 2:00 to 4:30 in the afternoon and in the evening from 7:00 to 8:30.	面会時間は午後2時から4時30分と，夜は7時から8時30分までです。
	11	Please sit on this chair so I can change your bed.	ベッド（リネン）を替えますので，このイスに腰掛けてください。
	12	The public laundry facility is just down the hall.	共同ランドリー設備は廊下をずっと行ったところにあります。

SPIRITUAL CARE スピリチュアル・ケア

(Patients' concerns 患者側の心配)

	1	Could you please contact my husband (wife; family) for me?	私の代わりに夫（妻；家族）に連絡を取って頂けますか？
	2	Doctor, do you think I'll be facing a painful death?　I'm really worried about it.	ドクター，私は死ぬときは苦しいのでしょうか？とても心配です。
	3	I'd like someone to contact my priest (minister; Buddhist priest), so he (she) can visit me.	どなたかに，私の宗教の僧侶に来てもらうように連絡を取って頂きたいのですが。
	4	I haven't written a will yet. Please help me contact a lawyer.	遺言をまだ書いていません。弁護士に連絡するのを手伝ってください。

(Hospital's advice 病院側の助言)

	5	Would you like a spiritual counselor to visit you?	スピリチュアル・カウンセラーに来てもらいたいですか？

01 02 03	6	Have you completed a living will? We have someone who could help you complete one.	リビングウィルは書き終わりましたか？お手伝いすることができますよ。
04 05 06 07	7	We can contact someone from hospice (or a vihāra) to come and talk with you.	ホスピス（またはビハーラ）から誰かにあなたとお話に来てもらうように連絡できますよ。
08 09 10 11 12	8	If you are interested in donating your organs or your body for science, we can arrange for you to talk with someone.	臓器提供または科学のために遺体の提供に関心をお持ちでしたら，相談できるように手配いたします。

SAYINGS ABOUT HEALTH 健康についての諺	
You are what you eat.	命は食にあり。
An ounce of prevention is worth a pound of cure.	薬より養生。
An apple a day keeps the doctor away.	橙が赤くなれば医者の顔が青くなる。（一日一個のリンゴが医者を不要にする。）
Early to bed and early to rise makes a man healthy, wealthy, and wise.	早起きは三文の得（早寝早起きは健康・富・知を与えてくれる）。
Starve a fever, feed a cold.	熱には絶食，風邪には大食。
Physician, heal thyself.	医者の不養生。
Worry often causes illness. / Worry kills the cat.	病は気から。
One ailment will make you more attentive to your health.	一病息災 / 柳に雪折れなし。
Do all things in moderation.	過ぎたるは及ばざるがごとし/ 腹八分目に医者要らず
Everything starts with a cold.	風邪は万病のもと。

付 録
Basic Medical Prefixes, Suffixes, and Roots
医学英語の基本的な接頭辞，接尾辞，連結形

ここでは医学英語に使われる基本的な接頭
辞および接尾辞を集めてある。連結形も含
まれている。発音については，本文各章，
辞書等を参照していただきたい。

01	接頭辞
02	a-, an-	無 (apathy 無感動)，欠乏，失 (anemia 貧血)
03	ab-	離れて (abnormal 異常の，abortion 流産)
04	ad-	方向，変化，付加 (addiction 常用)
05	ante-	…の前 (antenatal 出生前の)
06	anti-	反，非，対 (antibody 抗体)
07	bi-	2倍，2度 (bilateral 両側の)
08	circum-	円運動，周囲 (circumference 周径)
09	co-,	共同，共通，相互 (coagulation 凝固，
10	con(l,m,r)-	complications 合併症，correlation 相関)
11	contra-	逆，反対 (contraception 避妊)
12	counter-	反対，対立 (counteraction 拮抗作用)
13	de-	下降，分離，悪化 (dehydration 脱水，
14		dementia 認知症)
15	dia-	…を通して (diameter 直径，diarrhea 下痢)
16	dis-	分離，脱，反対 (disease 病気，dislocation
17		脱臼)
18	dys-	変質，異常，困難 (dyspepsia 消化不良)
19	end〔o〕-	…の中の，内部の (endocrine 内分泌，
20		endoscope 内視鏡)
21	epi-	上の，次の (epidemic 流行病，epidermis 表
22		皮)
23	ex-, ec-	…から外に，全く (excrete 排泄する，eccentric
24		常軌を逸した)
25	fore-	前の (forearm 前腕，forefinger 人差し指)
26	hemi-	半分 (hemisphere 半球)
27	homeo-,	同，類似 (homogeneous 同質の，
28	homo-	homosexual 同性愛の)
29	hyper-	過剰 (hypertension 高血圧，
30		cf. hypotension)

01 02	**hypo-**	欠乏，水準以下 (hypotension 低血圧，*cf.* hypertension)
03 04	**in-, im-**	否定 (invalid 病弱な，impotence インポテンツ)
05	**in-, im-**	内へ (insertion 挿入，implant インプラント)
06	**inter-**	…の間の (intercostal 肋間の)
07	**intra-**	…内の (intravenous 静脈内の)
08	**intro-**	…の中へ (introvert 内向的な)
09 10	**mal-**	悪い，不良 (malfunction 機能不全，malpractice 医療過誤)
11 12	**meta-**	変化，…の後の (metastasis 転移，metabolism 新陳代謝)
13	**neo-**	新しい (neonatal 新生児の)
14	**para-**	副，傍 (parasite 寄生生物)
15	**per-**	通過，過度 (perforation 穿孔)
16	**post-**	後の，後方の (postoperative 術後の)
17	**pre-**	前の (premature 未熟な，prenatal 出生前の)
18	**pro-**	前の (prognosis 予後〈前もって知る〉)
19	**re-**	再び，後方へ (reproduction 生殖，再生)
20	**retro-**	後方，後部 (retroflexion 後屈)
21	**sub-**	下方の (subconscious 意識下の)
22	**super-**	過剰，上部 (superficial 表在性の)
23 24	**syn-, sym-**	合同，結合 (syndrome 症候群，sympathy 共感)
25 26	**trans-**	横切って (transfusion 輸血，transplant 移植する)
27	**ultra-**	超 (ultrasonic 超音波の)
28	**un-**	無，否 (unconscious 無意識の)
29	**uni-**	単一の (unilateral 片側の，*cf.* bilateral)

01	接尾辞	
02	-able, -ible	できる (curable 治療可能な，edible 食用の)
03	-algia	痛み (neuralgia 神経痛)
04	-cyte	細胞 (lymphocyte リンパ球)
05	-ectomy	切除〔術〕(appendectomy 虫垂切除)
06	-emesis	嘔吐 (hematemesis 吐血)
07	-emia	血液 (leukemia 白血病)
08	-gen	生ずるもの (pathogen 病原体)
09	-gram	書 (描) いたもの (electrocardiogram 心電図)
10	-graph 〔y〕	記録装置〔術〕(cardiograph 心拍記録器)
11	-ia	病的状態 (insomnia 不眠症)
12	-ism	病的状態 (alcoholism アルコール 中毒症)
13	-itis	炎症 (arthritis 関節炎，hepatitis 肝炎)
14	- 〔o〕 logy	学，研究 (gynecology 婦人科学)
15	-mania	狂気 (monomania 偏執狂)
16	-meter	計器 (thermometer 温度計)
17	-oma	腫 (adenoma 腺腫)
18	-osis	病的状態 (tuberculosis 結核)
19	- 〔o〕 pathy	病的状態 (neuropathy 神経障害)
20	-phobia	恐怖症 (hydrophobia 恐水 (狂犬) 病)
21	-pnea	呼吸 (dyspnea 呼吸困難)
22	-rrhea	流出 (diarrhea 下痢)
23	-scope	見る (検査する) 機械 (stethoscope 聴診器)
24	-tomy	切開手術 (episiotomy 会陰切開)
25	-trophy	栄養，食物 (atrophy 栄養不足による萎縮)

01	連結形（語根＋連結母音 [o]）
02	**aer [o]**	空気 (aerobic 好気性の)
03	**arteri [o]**	動脈 (arteriosclerosis 動脈硬化症)
04	**arthr [o]**	関節 (arthritis 関節炎)
05	**audi [o]**	聴覚 (audiometer 聴力計)
06	**aut [o]**	自身 (autointoxication 自家中毒)
07	**bi [o]**	生物，生活 (biology 生物学，biopsy 生検)
08	**carcin [o]**	がん (carcinogen 発がん物質)
09	**cardi [o]**	心臓 (cardiology 心臓病学)
10	**chem [o]**	化学 (chemotherapy 化学療法)
11	**chrom [o]**	色 (chromosome 染色体)
12-13	**derm [a; o]，dermat [o]**	皮膚 (dermatology 皮膚科学)
14	**gastr [o]**	胃 (gastroscope 胃カメラ)
15	**hem [o]**	血 (hemorrhage 出血)
16	**hepat [o]**	肝臓 (hepatitis 肝炎，hepatoma 肝臓がん)
17	**heter [o]**	異，不同 (heterogeneous 異質の)
18	**hydr [o]**	水 (hydrophobia 恐水 (狂犬) 病)
19	**immun [o]**	免疫 (immunology 免疫学)
20	**leuk [o]**	白い (leukemia 白血病)
21-22	**macr [o]**	大きい (macrophage マクロファージ，大食細胞)
23	**mega [lo]**	巨大 (megalomania 誇大妄想)
24	**micr [o]**	小さい (microbiology 微生物学)
25	**mon [o]**	単一の (monochromasia 色盲)
26	**mult [i]**	多数の (multiple 多発性の)
27	**my [o]**	筋肉 (myocarditis 心筋炎)
28	**nephr [o]**	腎臓 (nephritis 腎炎)
29	**neur [o]**	神経 (neurosis 神経症)
30	**ost [eo]**	骨 (osteoporosis 骨粗鬆症)

01	pneum [o]	肺，空気 (pneumonia 肺炎)
02	pseud [o]	仮の，偽の (pseudocyesis 想像妊娠)
03	psych [e; o]	精神，心 (psychotherapy 心理療法)
04	radi [o]	放射，光線 (radiogram X線写真)
05 06	therm [o]	熱 (thermometer 温度計，thermotherapy 温熱療法)
07	ur [o]	尿 (urology 泌尿器科学)

語源の面白さ

atom（原子）
　a（不）+ tom（切断）

anatomy（解剖）
　ana（完全に）+ tomy（分断）

CT = computed tomography
（［コンピュータによる］断層写真撮影法）
　tomo（切断）+ graphy（記録法）

appendectomy（虫垂切除）
　appendix（虫垂）+ ex（外へ）+ tomy（切除）

microtome（ミクロトーム；顕微鏡用薄片切断器）
　micro（微小）+ tome（切断）

索引

日本語索引
英語索引

日本語索引

━━━ あ ━━━

唖	43
相部屋	93
亜鉛	120
あかぎれ	45
赤ん坊をうつ伏せに寝かせる	84
アキレス腱	11
悪性の	65
あくびをする	14
握力検査	68
顎	2
顎先	2
痣	46
朝型人間	109
朝のこわばり	28
脚	4
足	4
足首	4
足の裏	4
足の筋肉がけいれんする	25
足の甲	4
足指	5
趾	5
味わう	14
アスピリン	79
汗	12
汗疹	27
汗をかく（発汗する）	15
（コレステロール等）値の異常	66
与える（行う，施す）	74
頭	
頭が痛む	22
頭の表面の部分	2
厚（薄）着である	108
熱い（ぬるい/冷水の）風呂	109
悪化させる	66
暑がり（寒がり）	109
圧迫骨折	44
圧迫帯	59
圧力	124
握力計	57
アデノイド	6
アトピー	50
アドレナリン自己注射薬	80
アナフィラキシー	27
アフタ性口内炎	37
油紙	58
アブレーション	72
アポトーシス（細胞死）	126
甘党である	109
アミノ酸	120
アルカリ性	120
アルカリ性食品	85
アルコール中毒	48
アルコール中毒患者（酒飲み）	108
アルゴン	119
アルツハイマー病	48
アルブミン	120
アレルギー性疾患	49
アレルギー体質	108
アンチモン	119
（注射液などの）アンプル	56
アンペア	123
アンモニア	120
安楽死	53

━━━ い ━━━

医（看護）学士	117
胃アトニー	38
胃液	8
胃炎	39
硫黄	120
イオン	122
胃潰瘍	38
医学科	114
医学概論	115
胃拡張	38

医学部卒業生 ……… 117
医学部長 ……… 114
医学部 ……… 114
胃下垂 ……… 38
異型 (の) [変異型 (の)] ……… 72
医科大学 ……… 114
胃カメラ ……… 58
胃カメラ検査 (法) ……… 68
胃がん ……… 40
息切れ ……… 20
医局員 ……… 92
育児放棄 ……… 108
育毛剤 ……… 80
胃けいれん ……… 23
医原病 ……… 51
遺骨返還 ……… 127
胃酸過多症 ……… 37
医師 ……… 88
医事課 ……… 114
医師過剰 ……… 103
意識がない ……… 22
意識朦朧 ……… 22
医師国家試験 ……… 118
萎縮 ……… 27
胃食道逆流症 ……… 38
移植片 ……… 74
胃切除 ……… 74
胃洗浄 ……… 74
(お腹/胸/首が) 痛い ……… 29
(灼けるように/絶えず) 痛い ……… 29
イタイイタイ病 ……… 51
痛み ……… 29
痛み止め (鎮痛薬) ……… 82
痛むこと ……… 27
一日量 ……… 79
(飲食物の) 一人前 (分) ……… 86
胃腸病科 (学) ……… 88
胃腸病学者 ……… 88
一過性脳虚血発作 ……… 36
一気飲みをする ……… 108
一歳児検診 ……… 103

一酸化炭素 ……… 120
一酸化炭素中毒 ……… 51
一般開業医 (家庭医) ……… 88
遺伝 (後天) 性疾患 ……… 51
遺伝学 ……… 116
遺伝子 ……… 125
遺伝 ……… 125
遺伝子組換え ……… 74
遺伝子工学 ……… 126
遺伝子療法 ……… 74
遺伝性の ……… 64
糸切り歯 ……… 8
胃 ……… 8
井戸水 ……… 86
委任権 ……… 103
(代理) 委任状 ……… 103
胃の調子が悪いこと ……… 23
医の倫理 ……… 115
いびきをかくこと ……… 20
いぼ ……… 46
医薬部外品 ……… 82
医薬分業 ……… 104
医用電子工学 ……… 115
いらいら ……… 22
医療過誤 ……… 102
医療従事者 ……… 91
医療大麻 ……… 81
医療費 ……… 102
医療法人 ……… 102
入れ歯 ……… 61
胃瘻 ……… 74
陰核 ……… 10
印鑑 ……… 95
いんきんたむし ……… 46
陰茎 ……… 9
インスタント食品 ……… 108
インスリン ……… 9
陰性の ……… 69
インターフェロン ……… 81
インターン (医学研修生) ……… 89
咽頭 ……… 6

院内感染 ⋯⋯⋯⋯⋯⋯ 51
陰嚢 ⋯⋯⋯⋯⋯⋯ 10
陰部 ⋯⋯⋯⋯⋯⋯ 4
インフォームド・コンセント ⋯⋯ 75
インプラント ⋯⋯⋯⋯⋯⋯ 74
インフルエンザ菌b型 ⋯⋯⋯⋯ 71
インポテンツ ⋯⋯⋯⋯⋯⋯ 40

■■■■■■■ う ■■■■■■■

ウイルス ⋯⋯⋯⋯⋯⋯ 72
ウイルス性の ⋯⋯⋯⋯⋯⋯ 66
ウエスト ⋯⋯⋯⋯⋯⋯ 4
うがい薬 ⋯⋯⋯⋯⋯⋯ 80
受付 ⋯⋯⋯⋯⋯⋯ 93
受付係 ⋯⋯⋯⋯⋯⋯ 92
ウシ海綿状脳症 ⋯⋯⋯⋯⋯⋯ 37
(望ましくないことがあるのでは
　ないかと)疑う ⋯⋯⋯⋯⋯⋯ 66
疑われる ⋯⋯⋯⋯⋯⋯ 97
内股の ⋯⋯⋯⋯⋯⋯ 26
打ち身(打撲傷) ⋯⋯⋯⋯⋯⋯ 45
うっ血 ⋯⋯⋯⋯⋯⋯ 21
(の症状を)訴える ⋯⋯⋯⋯⋯⋯ 97
うつ病 ⋯⋯⋯⋯⋯⋯ 48
腕 ⋯⋯⋯⋯⋯⋯ 2
うなじ ⋯⋯⋯⋯⋯⋯ 2
膿 ⋯⋯⋯⋯⋯⋯ 12
ウラン ⋯⋯⋯⋯⋯⋯ 120
上歯 ⋯⋯⋯⋯⋯⋯ 8
運動負荷テスト ⋯⋯⋯⋯⋯⋯ 68
運動不足 ⋯⋯⋯⋯⋯⋯ 109
運動量 ⋯⋯⋯⋯⋯⋯ 124
運動療法 ⋯⋯⋯⋯⋯⋯ 74

■■■■■■■ え ■■■■■■■

エアタービン(歯牙切削機器) ⋯ 61
エアロゾル感染 ⋯⋯⋯⋯⋯⋯ 64
エアロビクス ⋯⋯⋯⋯⋯⋯ 108
永久歯 ⋯⋯⋯⋯⋯⋯ 8
衛生 ⋯⋯⋯⋯⋯⋯ 102
(県などの)衛生課 ⋯⋯⋯⋯⋯ 100

衛生学 ⋯⋯⋯⋯⋯⋯ 116
栄養 ⋯⋯⋯⋯⋯⋯ 85
栄養学 ⋯⋯⋯⋯⋯⋯ 116
栄養士 ⋯⋯⋯⋯⋯⋯ 91
栄養失調 ⋯⋯⋯⋯⋯⋯ 51
エーテル ⋯⋯⋯⋯⋯⋯ 121
腋窩 ⋯⋯⋯⋯⋯⋯ 2
疫学 ⋯⋯⋯⋯⋯⋯ 116
易感染性の ⋯⋯⋯⋯⋯⋯ 64
液体 ⋯⋯⋯⋯⋯⋯ 124
(大規模な)疫病 ⋯⋯⋯⋯⋯⋯ 51
壊死 ⋯⋯⋯⋯⋯⋯ 29
壊疽 ⋯⋯⋯⋯⋯⋯ 28
血液製剤 ⋯⋯⋯⋯⋯⋯ 79
X線技師 ⋯⋯⋯⋯⋯⋯ 92
X線検査 ⋯⋯⋯⋯⋯⋯ 70
X線検査を受ける ⋯⋯⋯⋯⋯⋯ 70
X線撮影装置 ⋯⋯⋯⋯⋯⋯ 60
X線室 ⋯⋯⋯⋯⋯⋯ 94
X線写真を撮る ⋯⋯⋯⋯⋯⋯ 70
エナメル質 ⋯⋯⋯⋯⋯⋯ 8
エネルギー ⋯⋯⋯⋯⋯⋯ 123
エネルギー源 ⋯⋯⋯⋯⋯⋯ 85
エプスタイン・バー(EB)ウイルス
　⋯⋯⋯⋯⋯⋯ 71
MRI技師 ⋯⋯⋯⋯⋯⋯ 92
塩(分) ⋯⋯⋯⋯⋯⋯ 85
塩化水素 ⋯⋯⋯⋯⋯⋯ 121
遠近両用眼鏡 ⋯⋯⋯⋯⋯⋯ 56
円形脱毛症 ⋯⋯⋯⋯⋯⋯ 46
円座 ⋯⋯⋯⋯⋯⋯ 59
塩酸 ⋯⋯⋯⋯⋯⋯ 121
遠視 ⋯⋯⋯⋯⋯⋯ 42
演習 ⋯⋯⋯⋯⋯⋯ 118
炎症 ⋯⋯⋯⋯⋯⋯ 28
遠心分離 ⋯⋯⋯⋯⋯⋯ 120
遠心分離器 ⋯⋯⋯⋯⋯⋯ 57
塩分のない ⋯⋯⋯⋯⋯⋯ 85
延命治療 ⋯⋯⋯⋯⋯⋯ 75

━━━━━━ お ━━━━━━

横隔膜	6
応急処置	74
応急手当を行う	74
黄疸	28
黄疸が出ている	28
嘔吐	23
O脚	25
大声で言う	17
大匙一杯（小匙一杯）分の	83
オートクレーブ	56
大またで歩く	17
お粥	85
お粥など味のない食物	85
悪寒	27
オキシドール	81
お薬手帳	58
奥歯	8
押さえると痛む	26
おしっこをする	15
汚染	100
おたふくかぜ	47
おでき	26
おできを切開する	75
頤	2
お腹が張っている（感じがする）	22
お腹が張ること	22
おならを出す	15
おねしょをする	23
オブラート	79
おまる（採便器）	56
おむつ	57
おむつかぶれ	27
重い足取りで（どしんどしん）歩く	17
重い足取りで（とぼとぼ）歩く	17
思い出す	14
親しらず	8
親指	3
おりもの	24

音楽療法	75
音叉	60
温室効果	124
温泉療法	72
温度	124
温熱療法	77

━━━━━━ か ━━━━━━

ガーゼ	58
外陰炎	41
会陰切開	73
会計課	114
会計窓口係	92
壊血病	52
介護保険	101
介護保険証	95
外耳	6
カイ2乗（χ2）検定	126
外耳道	6
会社の検診	102
外傷後ストレス障害	52
回診	118
疥癬	46
階段	94
階段教室	117
階段の手すり	94
害虫駆除	104
回転性のめまい	25
外泊する	95
外反母趾	44
回復期（の）	66
回復する	65
解剖	117
解剖学	116
外用薬	80
外来患者	95
カウチポテト族	108
顔	2
顔色	27
顔色が悪い	29
顔色が悪いこと	29

化学 115
下顎骨 10
化学反応 120
化学物質 100
化学薬品中毒 50
化学療法 73
踵 4
(背中を) 掻く 14
学位 117
顎関節症 44
学生課 114
学生係 114
覚せい剤 104
学生ロビー 119
額帯鏡 58
学長 114
拡張型心筋症 35
拡張期血圧 67
学童 111
角膜 5
核融合 124
隔離 75
影 (X線写真上) 70
鵞口瘡 40
化合物 121
かさぶた 45
華氏 (°F) 123
過剰投薬 82
過食症 48
加水分解 121
風邪 34
加速度 123
家族歴 64
肩 2
片足を引きずって歩く 25
(歩行が不自由で) 片足を引きずる
　　こと 25
固い便 84
過体重 29
下大静脈 7
肩がこる 26

カタル 27
脚気 50
喀血すること 20
喀痰検査 70
活動亢進 (状態) 48
合併症 50
家庭常備薬 81
家庭内暴力 108
家庭訪問員 (世話人) 100
カテーテル 57
カテーテル検査 (法) 67
カテーテル法 73
カドミウム 119
カドミウム中毒 50
化膿 45
過敏性腸症候群 39
(微生物の) 株 126
カプセル薬 79
(…に) かぶれる 27
花粉症 50
髪 2
噛み合わせの悪い歯 22
噛む (咀嚼する) 15
痒みがあること 28
かゆみ止め 78
ガラクトース 121
体を折り曲げる 14
カリウム 120
カリエス (骨質の腐食) 43
仮進級 118
顆粒 80
カルシウム 119
加齢黄斑変性 42
カロチン 85
カロリー (熱量) 85
渇き 29
冠 (状) 動脈 7
眼圧 69
(A型, B型, C型等) 肝炎 38
完全菜食主義者 110
眼科 (学) 89

寛解（軽快） 65
眼科医 89
換気 110
肝機能検査 69
眼球 5
環境衛生 101,102
環境保健学 116
環境ホルモン（内分泌撹乱化学物質） 101
環境ホルモン症候群 50
がんゲノム医療 73
還元 122
肝硬変 39
看護学修士 118
看護学科 114
看護師（助産師）国家試験 118
看護師長 90
看護実習生 91
看護助手 91
看護人（付添人） 83
幹細胞 126
鉗子 57
監視装置 58
カンジダ症 41
患者 97
患者の病気を治す 64
患者用のカルテフォルダー 95
がん腫（悪性腫瘍） 50
冠状動脈バイパス（手）術 73
間食をする 108
慣性 124
眼精疲労 24
関節 11
関節炎 43
関節リウマチ 44
乾癬 46
感染 64
完全看護 83
感染経路 127
完全血球算定 67
感染症 51

感染創 45
肝臓 9
肝臓がん 39
眼帯 57
浣腸 80
浣腸器 57
（高圧）浣腸袋 57
嵌入爪 46
鑑別診断 64
感冒 34
漢方薬 81
飽和 122
緩和ケア 76
緩和する 64

━━━━━━━━━━ き ━━━━━━━━━━

期 65
既往症 65
既往歴 65
記憶する 14
記憶喪失 22
記憶を喪失する 22
機械室 92
気管 6
気管支 6
気管支炎 34
気管支鏡検査（法） 67
気管内挿管 75
（処方についての）疑義照会 82
気胸 34
（薬が）効く 83
奇形 25
奇形で生まれる 25
聞こえる 14
義歯［総（部分）入れ歯］ 61
義手（義足） 56
起床時間 84
傷跡 45
傷を消毒する 73
傷を縫い合わせる 76
犠牲者（罹患者） 53

寄生虫 71
寄生虫学 116
寄生虫卵 71
気絶する 22
気絶すること 21
基礎看護学 116
規則正しい生活を送る（夜更かしをする）こと 109
基礎体温 67
気体 123
貴重品 84
吃音 22
ぎっくり腰 44
気道を確保する 72
危篤状態 64
機能障害 28
機能不全 28
奇病 52
ギプス 57
期末試験 118
偽薬 82
客をもてなす主人（宿主） 96
客観的臨床能力試験 118
吸引 84
吸引器 60
救急医療士（医療補助員） 91
救急救命士 91
救急車 56
救急処置室 93
救急隊員 91
救急棟 92
休憩室 93
臼歯 8
急性冠症候群 35
急性の 64
給湯器 94
吸入器 58
吸入マスク 58
給氷器 94
矯正歯科医 89
仰臥位（仰向けに寝る） 84

狂牛病 37
狂犬病 52
凝固時間 67
胸骨 11
狭窄 29
凝縮（縮合） 121
狭心症 35
強心薬 81
恐水病 52
矯正歯科（学） 89
胸腺 9
強壮ドリンク（剤） 86
蟯虫検査 70
強迫観念 49
強膜 5
胸膜炎 35
教務係 114
虚弱 26
拒食症 49
拒絶反応 29
去痰薬 80
鱗癬 46
銀 120
金 119
禁煙補助薬 82
禁忌 79
緊急処置をする 74
均衡（平衡） 123
近視 42
筋ジストロフィー 37
禁断症状 30
筋電図検査（法） 68
筋肉 10
筋肉（内）注射 75, 76
筋肉けいれん 43
筋肉けいれん（硬直） 25
筋肉痛 26

■■■■■■■■ く ■■■■■■■■

食い合わせ 109
空気感染 64

空洞吸引 ——————————— 73
空腹時血糖 ——————————— 67
くしゃみをする ——————————— 14
薬の盛りすぎ（過剰摂取）——————— 82
薬指 ——————————————— 3
薬を常用している —————————— 79
薬を処方する ————————————— 82
薬を調合する ————————————— 79
口 ——————————————————— 2
口移しの人工呼吸 ———————————— 75
唇 ——————————————————— 2
首 ——————————————————— 2
首の筋を違える ————————————— 26
くも膜下出血 —————————————— 37
クラッシュカート（救急ワゴン）—— 57
クラミジア（感染症）——————————— 40
グリコーゲン ————————————— 121
グリセロール（グリセリン）———— 121
クリトリス ——————————————— 10
グルコース（ブドウ糖）————————— 121
くる病 ————————————————— 52
車椅子 ————————————————— 60
クレアチニン ————————————— 121
クロイツフェルト・ヤコブ病 ————— 37
クロマトグラフィー（色素分析法）
——————————————————— 120
クロロホルム ————————————— 120
燻蒸消毒 ——————————————— 109

━━━━━━━━ け ━━━━━━━━

毛穴 ——————————————————— 5
軽減する ——————————————— 64
経口血糖降下薬 ———————————— 79
（X線）蛍光透視（法）————————— 68
経口避妊薬（ピル）——————————— 82
経口補水塩 —————————————— 81
経口薬 ————————————————— 81
脛骨 ——————————————————— 11
経済学 ———————————————— 115
形質転換（変態）—————————— 126

軽症の（重症の/めったにない）症例
——————————————————— 65
頸静脈 ————————————————— 7
形成外科（学）———————————— 90
形成外科医 —————————————— 90
頸動脈 ————————————————— 7
珪肺症 ————————————————— 35
（筋）けいれん ———————————— 25
（特に顔面の）けいれん ——————— 26
けいれん ———————————— 27, 28
外科（学）——————————————— 90
外科医 ————————————————— 90
劇薬 ——————————————————— 79
下剤 ——————————————————— 81
下水の処理 ————————————— 104
毛染めをする ———————————— 108
血圧 ————————————————— 67, 97
血圧計 ————————————————— 56
血圧降下薬 —————————————— 78
血液 ——————————————————— 7
血液（病）学 ————————————— 89
血液（病）学者 ———————————— 89
血液ガス ——————————————— 67
血液型 ————————————————— 67
血液検査 ——————————————— 67
血液標本 ——————————————— 67
血塊 ——————————————————— 20
（肺）結核 ——————————————— 35
血管 ——————————————————— 6
血管造影（法）———————————— 66
血球測定数 —————————————— 67
月経 ——————————————————— 16
月経異常 ——————————————— 24
月経困難 ——————————————— 24
月経周期 ——————————————— 16
結晶 ————————————————— 121
血漿 ——————————————————— 7
血小板 ————————————————— 7
血清 ————————————————— 126
血清学 ———————————————— 116
血清検査 ——————————————— 70

血清療法 ……………………… 76
血栓 ……………………………… 21
血栓症 …………………………… 36
血栓溶解療法 …………………… 77
結腸 ……………………………… 9
結腸がん ………………………… 38
結腸鏡検査 (法) ………………… 67
血糖 (値) ………………………… 67
血尿 ……………………………… 23
げっぷする ……………………… 15
血便 ……………………………… 22
血便排泄 ………………………… 22
結膜炎 …………………………… 42
血友病 …………………………… 36
解毒薬 …………………………… 78
解熱薬 …………………………… 80
ゲノム …………………………… 125
下痢 ………………………… 23, 84
下痢止め (止瀉薬) ……………… 78
下痢をしている ………………… 23
ゲルマニウム …………………… 119
ケロイド ………………………… 45
腱 …………………………… 10,11
県 (府) 立病院 …………………… 101
牽引 ……………………………… 77
検疫期間 ………………………… 103
検疫所 …………………………… 103
嫌煙 (エイズ撲滅) 運動 ………… 100
嫌煙権 …………………………… 103
幻覚 ……………………………… 49
検眼鏡 …………………………… 58
検眼鏡検 (法) …………………… 69
献血 ……………………………… 100
健康維持機構 …………………… 101
健康管理 ………………………… 109
肩甲骨 …………………………… 11
健康食品 ………………………… 80
健康への意識が高い …………… 108
健康保険 ………………………… 101
健康診断 (身体的検査, 診察) … 102

言語療法士 (スピーチセラピスト)
………………………………… 91
検査室 …………………………… 93
犬歯 ……………………………… 8
幻視 ……………………………… 49
原子 ……………………………… 123
検死 (検案) ……………………… 127
検死解剖 (病理解剖) …………… 126
原子核 …………………………… 124
腱鞘炎 …………………………… 44
倦怠 ……………………………… 28
検体 ……………………………… 70
献体 ……………………………… 126
献体者慰霊塔 …………………… 127
幻聴 ……………………………… 48
見当識障害 (方向感覚喪失) …… 21
腱反射テスト …………………… 70
顕微鏡 …………………………… 58
減量している …………………… 74

■■■■■■■ こ ■■■■■■■

誤飲 ……………………………… 108
鈎 ………………………………… 61
更衣室 …………………………… 93
後遺症 …………………………… 49
抗うつ薬 ………………………… 78
好塩基球 ………………………… 8
恒温装置 ………………………… 59
口蓋 ……………………………… 8
公害 (汚染) ……………………… 103
口蓋垂 …………………………… 8
公害病 …………………………… 52
口蓋裂 …………………………… 47
光化学スモッグ ………………… 103
口渇 ……………………………… 29
睾丸 ……………………………… 10
睾丸炎 …………………………… 40
交感神経 ………………………… 5
抗がん薬 ………………………… 78
講義 ……………………………… 118
講義室 …………………………… 118

抗凝血薬	79
抗菌薬 (抗生物質)	78
口腔カンジダ症	40
高血圧	21
高血糖 (症)	28
抗原	66
膠原病	50
虹彩	5
絞殺	53
好酸球	8
高山病 (山酔い)	51
高脂血症	36
口臭	27
公衆衛生	102
咬傷 (創)	45
甲状腺	9
甲状腺腫	50
高所恐怖症	48
口唇ヘルペス	46
口唇裂	47
厚生係	114
厚生年金	104
合成保存料	100
厚生労働省	101
高繊維食	109
光線療法	75
酵素	121
抗体	66
(看護師の) 交代制	96
好中球	8
後天性免疫不全症候群 (エイズ)	49
喉頭	6
講堂	117
喉頭炎	43
行動科学	126
喉頭がん	43
口内炎	39
口内糜爛	37
更年期	111
更年期障害	42
広汎性の	66

抗ヒスタミン薬	78
鉱物	124
肛門	9
公立病院	101
高齢化社会	100
高齢者	101
声がかれる	20
声が出なくなる	20
声変わり	111
声のかすれ	20
誤嚥	37, 108
氷枕	58
股関節	11
股関節置換 (術)	74
呼吸異常	20
呼吸困難	20
呼吸する	14
告知	65
国民皆保険体制	101
国民健康保険	101
国立病院	101
国連教育科学文化機構 (ユネスコ)	104
固形食	86
腰	4
腰の曲がった姿勢	25
五十肩	44
個人に雇われたフリーランス看護師	91
午睡	109
(眼を) こする	14
固体	124
個体	125
骨学	116
骨検診	67
骨髄	7
骨折	44
骨粗鬆症	44
骨盤	11
粉薬	82
粉ミルク (調合乳)	85

コバルト 119
こぶ（たんこぶ） 45
鼓膜 6
ごみ箱 94
ゴム管 59
ゴム手袋 59
こむらがえり 43
こめかみ 2
小指 3
コリック 47
コレステロール値 67
コレラ 38
コロナウイルス 71
混合物 122
昏睡 21
昏睡（状態）の 21
昏睡状態にある 21
根絶 73
コンタクトレンズ 57
コンドーム 57
コンピューター連動断層撮影 67

さ

SARS コロナウイルス 72
再（追）試験 118
催奇（形）性 83
細菌 71
細菌学 116
最近親者（たち） 95
細菌性の 64
採血する 67
最小 97
菜食主義者 110
再生医療 90
臍帯 10
最大 97
臍帯血 10
在宅看護（ケア） 100
採尿器 60
再発 65
細胞核 125

細胞分裂 125
細胞膜 125
催眠術をかける 74
催眠療法 74
逆子出産 24
さかむけ 45
作業療法 75
作業療法士 91
酢酸 120
搾乳器 56
鎖骨 11
坐骨神経痛 37
ささやくように言う 17
匙一杯分 82
刺し傷 45
差し歯 77
挫傷（打撲傷） 45
左（右）心室 7
左（右）心房 7
嗄声 20
殺精子剤 82
寒気 27
寒気がする 27
さめ肌 46
坐薬 83
左右不均衡な姿勢 26
作用機序 126
サリドマイド児 52
サルモネラ菌 71
（指などで）触ってみる 14
酸化 122
産科（学） 89
産科医 89
三角巾（吊り包帯） 59
産科病棟 93
酸化物 122
産休 102
産褥熱 42
（…を）参照せよ 97
酸性 120
酸性食品 85

酸素 120
酸素カニューレ 76
酸素ボンベ 59
酸素マスク（テント） 59
酸素療法 76

━━━━━━ し ━━━━━━

指圧師 92
シアン化物 121
自慰 16
飼育 125
飼育箱 125
シーツ 56
死因 126
ジェネリック薬 80
歯科（学） 88
歯科医 88
医師会 102
耳介 2
紫外線 124
歯科衛生士 91
歯科看護師 91
歯科技工士 91
自覚症状 66
視覚喪失 42
自家中毒 47
歯科治療台 61
歯冠 61
弛緩 122
耳管 6
磁気共鳴像 69
子宮 10
子宮（体）がん 42
子宮外妊娠 41
子宮筋腫 42
子宮頸（頚） 10
子宮頸がん 41
子宮後屈 42
子宮収縮 16
子宮摘出術 74
子宮内膜症 41

試験管 60
試験管内で（の） 121
歯垢 12
耳垢 11
死後硬直 53
事故死 53
仕事中毒の人 110
（3割）自己負担 102
（乳房の）しこり 24
歯根 8
自殺（未遂） 52
自殺する 52
死産 42
自死する 52
痔疾 38
歯周病 39
思春期 110
視床下部 9
死傷者（被害者） 53
指診 68
視神経 6
鎮まる 66
歯石 12
施設課 114
自然死 53
歯槽膿漏 39
持続性の 65
舌 8
死体 53
（解剖用）死体 126
下歯 8
歯痛 23
耳痛 24
室温 110
膝蓋骨 11
しっかりつかむ 14
実験（実習）着 118
実験群 125
実験室技官 92
実験実習 118
実験用動物 125

しつこい 65
失語症 48
湿疹 26
湿度 124
（驚き，恐れで）じっと見る 17
（動くものを）じっと見る 17
湿布薬 82
実務実習 117
失明 42
質量 124
児童期 110
児童虐待 108
自動体外式除細動器 56
シナプス 127
歯肉 8
歯肉炎 39
死ぬ権利 103
死の判定 102
死斑 53
市販薬 82
耳鼻咽喉科（学） 89
耳鼻咽喉科医 89
しびれ 26
ジフテリア 47
自閉症 48
脂肪（脂質） 85
脂肪肝 38
脂肪酸 121
死亡率 103
事務局長 114
事務長 92
事務部 114
下（大小便） 83
下（大小便）の世話をする 83
しもやけ（凍瘡） 45
指紋 3
視野 70
（蓋付きの）シャーレ（ペトリ皿） 59
社会学 116
社会福祉 104
社会復帰 103

しゃがむ 14
試薬 122
弱視 42
蛇口 94
若年性の 65
瀉血 76
斜視 25, 42
斜視である 42
瀉出 74
射精 15
射創（銃創） 45
しゃっくりをする 15
尺骨 11
視野のぼやけ 24
種 126
獣医 92
習慣性のある 80
充血した眼 24
周産期（医）学 90
周産期（医）学者 90
収縮 126
収縮期血圧 67
重症急性呼吸器症候群 35
重症筋無力症 37
臭素 119
集団検診 103
集団接種 104
集中講義 118
集中治療室 93
銃で（首を吊って/毒を 飲んで）自殺
する 52
十二指腸 9
十二指腸潰瘍 38
終末期医療 84
終末期医療における事前指示書
（リビングウィル） 102
重力 123
縮窄（症） 21
褥瘡 45
主治医（担当医） 88
手術 77, 97

手術衣 ································ 119
手術室 ································ 93
手術専門看護師 ················· 91
手術台 ································ 58
手術用マスク ····················· 60
受精 ··································· 16
受胎 ··································· 16
出血 ··································· 20
出産 ··································· 16
(…を)出産する ·················· 16
出産適齢期 ······················· 111
出生(死亡)証明書 ·············· 103
出生(死亡)届 ···················· 103
出生前診断 ······················· 70
出生率 ······························ 100
腫瘍 ······························ 28, 29
腫瘍学 ······························ 89
腫瘍学者 ··························· 89
受容体 ······························ 126
(血液の)循環 ···················· 15
准看護師 ··························· 90
上(下)肢 ··························· 5
使用(消費)期限 ·················· 80
消炎薬(湿布) ····················· 78
昇華 ································· 123
消火器 ······························ 94
上顎骨 ······························ 10
消化剤 ······························ 79
消化する ··························· 15
松果体 ······························ 9
消化の良い食べ物 ·············· 85
消化不良 ··························· 23
蒸気(湯気) ······················· 124
蒸気吸入器 ······················· 60
症候(症状) ······················· 66
症候群 ······························ 66
小康状態 ··························· 65
猩紅熱(溶連菌感染症) ········· 47
証拠に基づいた医療 ············ 73
錠剤 ································· 83
硝酸 ································· 122

硝酸銀 ······························ 122
焼死(感電死/凍死) ·············· 53
小食家 ······························ 109
上大静脈 ··························· 7
承諾書(同意書) ·················· 95
小腸 ································· 9
消灯時間 ··························· 83
消毒(殺菌) ····················· 73,77
消毒液 ······························ 56
小児科(学) ························ 89
小児科医 ··························· 89
小児斑 ······························ 11
小児病棟 ··························· 92
小児麻痺(ポリオ,灰白髄炎) ··· 47
小脳 ································· 5
蒸発 ································· 123
小便をする ························ 15
情報科学 ··························· 115
静脈 ································· 6
静脈(内)注射 ····················· 75
静脈内の ··························· 75
(特に脚部の)静脈瘤 ············ 21
蒸留水 ······························ 57
症例 ································· 64
上腕 ································· 2
上腕骨 ······························ 11
除外する ··························· 97
初期(の) ··························· 65
(ピロリ菌などの)除菌 ·········· 73
ジョギング ························· 109
職員食堂 ··························· 94
(生理)食塩水 ····················· 82
職業病 ······························ 51
食細胞 ······························ 8
(日常の)食事(飲食物) ········· 85
食餌療法 ··························· 74
触診 ································· 69
食生活 ······························ 108
食中毒 ······························ 50
食道 ································· 8
食堂 ································· 92

食道がん ……………………… 38
触媒（作用）………………… 120
食品衛生 …………………… 101
食物アレルギー …………… 50
食物繊維 …………………… 85
食欲不振 …………………… 22
食欲抑制薬 ………………… 79
所見 ………………………… 64
除細動器 …………………… 57
助産師 ……………………… 90
処置室 ……………………… 94
初潮 ………………………… 16
ショック症状 ……………… 29
ショック状態にある（なる）… 29
処方箋 ……………………… 82
処方薬 ……………………… 82
徐脈 ………………………… 21
徐脈型不整脈 ……………… 21
庶務課 …………………… 114
自律神経失調症 …………… 48
市立病院 ………………… 101
私立病院 ………………… 102
視力検査 …………………… 70
視力検査表 ………………… 57
歯列矯正 …………………… 77
歯列矯正器 ………………… 61
歯列矯正をしている ……… 77
歯列を矯正する …………… 77
（好奇心から）じろじろ見る … 17
シロップ …………………… 83
白目の部分 ………………… 5
しわ ………………………… 27
心（臓）炎 ………………… 35
心（臓）肥大 ……………… 35
心因性の …………………… 65
腎炎 ………………………… 40
心音図 ……………………… 69
進化 ……………………… 125
新型コロナウイルス ……… 71
（2019年に発生した）新型コロナ
　ウイルス感染症 ………… 35

心窩部 ……………………… 3
鍼灸医 ……………………… 92
鍼灸法 ……………………… 72
真菌 ………………………… 71
心筋炎 ……………………… 36
心筋梗塞 …………………… 36
心筋症 ……………………… 35
神経 ………………………… 5
神経（科）学 ……………… 89
神経（科）学者 …………… 89
神経質 ……………………… 22
神経衰弱 …………………… 49
神経性食欲不振（無食欲）… 48
神経単位 ………………… 127
神経痛 ……………………… 37
神経内科（学）…………… 89
神経内科医 ………………… 89
人工栄養（粉ミルク）を与える … 85
進行期（の）……………… 66
人工気胸術 ………………… 72
人工肛門 …………………… 72
人工香料（着色料）……… 100
人工呼吸 …………………… 72
人工呼吸装置 ……………… 59
人工呼吸を行う …………… 72
人工授精 …………………… 72
人工心臓弁 ………………… 59
人工心肺（装置）………… 56
人工的補充物 ……………… 59
人工透析装置 ……………… 56
人工流産（中絶）………… 72
心雑音 ……………………… 21
診察券 ……………………… 95
診察室 ……………………… 93
心身症 ……………………… 49
新生児 …………………… 110
鎮静薬 ……………………… 82
親切にもてなすこと ……… 96
（アルコール中毒による）振戦譫妄
　（症）……………………… 50
心臓 ………………………… 6

腎臓 ……………………………………… 9
心臓 (病) 学 ………………………… 88
心臓 (病) 学者 (心臓専門医) …… 88
腎臓結石 …………………………… 40
心臓死 ……………………………… 53
心臓ペースメーカー ……………… 57
心臓弁膜症 ………………………… 36
心臓発作 …………………………… 36
靱帯 ………………………………… 11
人体解剖 ………………………… 126
身体検査 …………………………… 69
身体障害者 ……………………… 101
身体障害者手帳 ………………… 95
診断 ………………………………… 97
シンチグラフィ …………………… 70
伸長 ……………………………… 121
身長 (高さ) ……………………… 97
身長計 ……………………………… 58
陣痛 ………………………………… 16
陣痛・分娩の人工的誘発 ………… 75
陣痛が起きている ………………… 16
陣痛室 ……………………………… 93
陣痛促進剤 ………………………… 82
心停止 ……………………………… 21
心電図検査 (法) …………………… 68
浸透圧 …………………………… 127
心肺蘇生法 ………………………… 73
心肺停止 …………………………… 27
心不全 ……………………………… 36
腎不全 ……………………………… 40
心房 (性) 細動 …………………… 20
心膜炎 ……………………………… 36
じんま疹 …………………………… 46
心理学 …………………………… 115
診療所 …………………………… 100
診療費水増し (請求) …………… 102
診療報酬 ………………………… 96
人類学 …………………………… 115

━━━━━━━━ す ━━━━━━━━

膵 (臓) 炎 …………………………… 39
膵液 ………………………………… 9
水銀 ……………………………… 119
水銀中毒 …………………………… 51
水酸化カリウム (苛性カリ) …… 122
水酸化ナトリウム (苛性ソーダ) … 122
水蒸気 …………………………… 124
水晶体 ……………………………… 5
推薦書 …………………………… 118
水素 ……………………………… 119
膵臓 ………………………………… 9
膵臓がん …………………………… 39
水痘 (水疱瘡) …………………… 47
水頭症 ……………………………… 48
水分出納 …………………………… 86
髄膜 ………………………………… 5
睡眠時無呼吸症候群 ……………… 35
睡眠障害 …………………………… 49
睡眠薬 ……………………………… 82
数学 ……………………………… 115
頭蓋骨 ……………………………… 10
スクロース (ショ糖) …………… 123
スケーラー (歯石削除器) ……… 61
錫 ………………………………… 120
頭痛 ………………………………… 22
ステロイド (の) …………………… 83
ステント挿入 (法) ………………… 76
ステント留置 ……………………… 76
ストレス ………………………… 110
ストレッチャー (担架車) ……… 60
スナック菓子 …………………… 109
すなわち …………………………… 97
すね ………………………………… 4
スポイト …………………………… 57
スポーツ医学 …………………… 127
スポーツドリンク ………………… 85
スモン病 …………………………… 52
すり足で歩く ……………………… 17
スリーウエイシリンジ
　　(口腔洗浄乾燥機) …………… 61
擦り傷 (擦過傷) ………………… 45
スリング (リフト) ……………… 59

━━━━━━ せ ━━━━━━

背 ……………………………… 4,11
精液 ……………………………… 10
生化学 ………………………… 116
生活習慣病 ……………………… 51
生活の質 ………………………… 76
精管 ……………………………… 9
正看護師 ………………………… 90
精管切除（術）（パイプカット） 77
請求書 …………………………… 95
整形外科（学） ………………… 89
整形外科医 ……………………… 89
生検 ……………………………… 67
性交 ……………………………… 15
性行為感染症 …………………… 41
性交不能症 ……………………… 40
整骨院 ………………………… 103
制酸薬 …………………………… 78
精子 ……………………………… 9
政治学 ………………………… 115
（ベッドでの）清拭（身体を拭くこと）
　………………………………… 83
精神安定剤 ……………………… 83
精神異常 ………………………… 48
精神科（学） …………………… 90
精神科医 ………………………… 90
精神科病棟 ……………………… 93
成人期 ………………………… 110
精神錯乱 ………………………… 49
精神障害者保健福祉手帳 ……… 95
精神遅滞 ………………………… 49
精神病院 ……………………… 102
成人量 …………………………… 79
精製 …………………………… 122
ぜいぜい息をすること（喘鳴） 20
成績証明書 …………………… 118
精巣 ……………………………… 10
精巣炎 …………………………… 40
声帯 ……………………………… 6
整体（学） ……………………… 88

生体外で（の） ……………… 121
生態学 ………………………… 116
整体師 …………………………… 88
生体内で（の） ……………… 122
声帯のポリープ ………………… 43
性感染症 ………………………… 41
静電気 ………………………… 124
性同一性障害 …………………… 48
青年期 ………………………… 110
精嚢 ……………………………… 9
性病 ……………………………… 41
生物（生体）電気 …………… 123
生物学 ………………………… 115
生物テロ ……………………… 100
生物物理学 …………………… 115
成分 ……………………………… 81
精密検査 ………………………… 68
生命維持装置 …………………… 58
生命体 ………………………… 125
生命徴候（バイタルサイン） … 84
生命倫理 ……………………… 115
生理学 ………………………… 116
生理用ナプキン ………………… 59
世界的大流行病 ………………… 51
（国連）世界保健機関 ………… 104
赤外線 ………………………… 124
赤外線療法 ……………………… 75
赤十字 ………………………… 103
脊髄 ……………………………… 5
石炭酸（フェノール） ……… 120
脊柱管狭窄症 …………………… 44
脊椎 ……………………………… 11
脊椎（脊柱）後弯症 …………… 25
脊椎動物 ……………………… 126
脊椎弯曲 ………………………… 25
咳止め（鎮咳薬） ……………… 79
咳止めドロップ ………………… 83
咳払いをする …………………… 14
赤痢 ……………………………… 38
咳をする ………………………… 14
咳をすること …………………… 20

世代 125
舌圧子 60
切開 (術) 75
石灰水 122
舌下錠 83
(…と) セックスする (性交する) 15
赤血球 7
赤血球数 70
赤血球沈降速度 (赤沈) 68
整骨院 77
接骨する 76
切歯 8
摂氏 (℃) 123
摂取 (量) 85
切除 72
接触感染 64
摂食障害 48
切創 45
絶対安静 84
切迫流産 42
背中が痒い 28
背中の痛み 25
セルロース 120
セレン (セレウム) 120
腺 11
前癌状態の 65
穿孔創 45
煎じ薬 80
洗浄器 (イリガートル) 58
染色体 125
全身 (局所) 麻酔 72
全身倦怠感 (不定愁訴) 28
全人的医学 (総合治療) 74
潜水 (函) 病 50
先制医療 76
喘息 34
洗濯機 94
洗濯室 93
洗濯物 84
潜伏期間 64
腺ペスト 50

洗面器 60
洗面用具 84
譫妄 21
専門医 90
前立腺 10
前立腺がん 41
前立腺肥大症 40
前腕 3

━━━━━━━ そ ━━━━━━━

躁うつ病 48
造影剤 68
挿管 75
臓器 (血液/骨髄/精子) バンク 103
臓器 (血液/腎臓/骨髄/角膜) 提供者
.... 103
臓器移植 75
臓器受容者 (レシピエント) 103
倉庫 94
総合診療部 92
総合病院 102
早産 (の陣痛) 24
早産児 47
壮年期 110
掻爬 73
爪半月 3
象皮病 46
躁病 48
瘙痒 (感) 28
ソーシャルワーカー 104
即死 53
速度 124
足病学 90
足病治療医 90
鼠径 (蹊) 部 4
組織学 116
組織検査 70
組織実習 127
蘇生させること 76
蘇生する 76
卒業証明書 118

反っ歯 ································· 22
そばかす (雀斑) ··············· 26
素粒子 ··························· 123
尊厳死 ····························· 53

━━━━━ た ━━━━━

体育館 ·························· 118
退院する ························ 95
体液 ····························· 11
ダイオキシン ················· 101
体温計 ·························· 60
体温 ························· 67, 83
(骨や筋肉の) 退化 ············· 25
退化 ··························· 126
胎芽 ··························· 10
大学院 ························· 114
体格指数 ······················ 67
大学病院 ····················· 102
大気 (水質/土壌) 汚染 ········ 103
第五趾 ··························· 5
第三趾 ··························· 5
胎児 ··························· 10
胎児検査 ························ 68
体質改善 ······················ 109
体脂肪 ························· 11
代謝 ··························· 15
体臭 ··························· 46
体重 (重さ) ···················· 97
体重が減る (増える) ·········· 30
体重計 ·························· 60
体重減少 (増加) ··············· 30
対照群 ························· 125
大静脈 ··························· 7
大食家 ························· 108
耐性 ··························· 123
胎生 ··························· 126
体操する ························ 14
大腿 ····························· 4
代替医療 ························ 72
大腿骨 ························· 11
大腸 ····························· 9

大腸 (結腸) 炎 ················· 38
大腸がん ························ 38
(病原性) 大腸菌 (O157) ······· 71
大動脈 ··························· 7
大動脈 (三尖/僧帽) 弁 ·········· 7
第二趾 ··························· 5
大脳 ····························· 5
胎盤 ··························· 10
大便 ····························· 9
大便をする ····················· 15
第四趾 ··························· 5
代理母 ·························· 76
体力づくり ···················· 109
ダウン症候群 ·················· 47
唾液 ····························· 8
唾液が出る ····················· 15
絶えず目を細めて見ること ····· 25
多汗 ··························· 26
託児所 ························· 100
たこ (うおの目) ··············· 46
他殺 ··························· 53
出し抜けに言い出す ············ 17
打診 ··························· 69
直ちに ·························· 97
立会医 (相談役) ··············· 91
脱臼 ··························· 44
脱臼 (骨折) を治す ············· 74
脱肛 ··························· 39
脱脂綿 ·························· 56
脱水症 ·························· 27
脱腸 (腹部ヘルニア) ··········· 40
脱毛 ··························· 28
脱力感 ·························· 28
多動 (症) ······················ 48
例えば ·························· 97
だるさ ·························· 28
痰 ······························ 11
単 (核) 球 ······················ 8
単 (核) 球 (増加) 症 ············ 51
男 (女) の赤ちゃん ············ 110
単位 ··························· 124

担架 ································· 60
炭酸 ································· 120
炭酸ガス（二酸化炭素）······ 120
胆汁 ································· 9
単純疱疹 ··························· 46
探針 ································· 57
炭水化物 ··························· 85
胆石症 ······························ 38
胆石疝痛 ··························· 38
炭素 ································· 119
炭疽（病）························· 49
炭疽菌 ······························ 49
断続的な（間欠性の）········· 64
痰壺 ································· 59
丹毒 ································· 46
胆嚢 ································· 9
胆嚢炎 ······························ 39
蛋白尿（症）······················ 66
タンポン（綿球）················ 60
断面図 ······························ 67

━━━━━ ち ━━━━━

地域医療 ··························· 100
地域看護学 ························ 116
知恵遅れ ··························· 49
力 ··································· 123
蓄尿器 ······························ 60
致死率（罹患者の死亡率）···· 103
致死量 ······························ 81
致死量の薬［致死（性）薬剤（薬物）］
 ··································· 81
腟 ··································· 10
腟炎 ································· 41
チック ······························ 26
窒素 ································· 119
窒息すること（息が詰まること）··· 20
腟内診 ······························ 69
知能指数 ··························· 69
知能テスト ························ 69
血豆 ································· 26
致命傷 ······························ 45

恥毛 ································· 4
注意欠陥多動性障害 ············ 47
中間試験 ··························· 118
中耳 ································· 6
中耳炎 ······························ 43
注射器 ······························ 60
注射する ······················ 72, 74
注射針 ······························ 58
抽出 ································· 121
抽出物（エキス）················ 80
中心静脈栄養 ····················· 77
虫垂 ································· 9
虫垂炎（盲腸炎）················ 37
中枢神経系 ························ 5
中性子 ······························ 124
中性脂肪 ··························· 69
注腸検査 ··························· 66
中毒（症）························· 52
中風 ································· 26
中和 ································· 122
超音波（エコー）················ 70
腸がん ······························ 39
（薬を）調合する ··············· 79
調剤技師 ··························· 91
調剤する ··························· 80
聴診 ································· 66
聴診器 ······························ 60
聴神経 ······························ 6
腸チフス ··························· 40
腸捻転 ······························ 40
腸閉塞 ······························ 39
腸ポリープ ························ 39
聴力計 ······························ 56
聴力検査 ··························· 68
直腸 ································· 9
直腸がん ··························· 40
直腸鏡（肛門鏡）················ 59
直腸診 ······························ 70
（意図的に）ちらっと見る ···· 17
治療（法）························· 64
治療支援会話 ····················· 84

治療費 ……………………………… 102
沈殿 ………………………………… 122
沈殿物 ……………………………… 70
枕頭台 (オーバーベッドテーブル) … 56

■■■■■■■ つ ■■■■■■■

椎間板ヘルニア …………………… 44
椎骨 ………………………………… 11
ついたて …………………………… 94
通じがある (大便をする) ………… 15
通常の経過 ………………………… 65
通常の経過をたどる ……………… 65
痛風 ………………………………… 44
杖 …………………………………… 56
突き指 ……………………………… 44
土踏まず …………………………… 5
つぶやくように言う ……………… 17
ツベルクリン反応 ………………… 70
つまって (どもって) 言う ……… 17
爪 …………………………………… 3
爪切り ……………………………… 109
爪の付け根のあま皮 ……………… 3
爪を切る …………………………… 108
つわり ……………………………… 24

■■■■■■■ て ■■■■■■■

手足を伸ばす ……………………… 14
t−検定 ……………………………… 127
T細胞 ……………………………… 7
T字帯 ……………………………… 60
低塩 (カロリー/脂肪/コレステ
　ロール) 食 ……………………… 85
帝王切開 …………………………… 73
低血圧 ……………………………… 21
低血糖 (症) ……………………… 28
抵抗 ………………………………… 124
デイサービス ……………………… 104
低所得者医療保険制 ……………… 102
低体温症 …………………………… 28
低体重 ……………………………… 30
低体重児 …………………………… 47

剃毛する …………………………… 84
デオキシリボ核酸 ………………… 125
(薬の) 適応症 …………………… 81
手首 ………………………………… 3
手 …………………………………… 3
鉄 …………………………………… 119
哲学 ………………………………… 115
テニス肘 …………………………… 44
手の甲 ……………………………… 3
掌 …………………………………… 3
電圧 ………………………………… 124
転移 (すること) ………………… 65
添加物 ……………………………… 100
癲癇 ………………………………… 37
点眼薬 ……………………………… 80
電気けいれん療法 ………………… 73
点字 ………………………………… 83
電子 ………………………………… 123
電子顕微鏡 ………………………… 57
点耳薬 ……………………………… 80
伝染性単 (核) 球 (増加) 症 …… 51
伝染性の …………………………… 64
伝染性の (感染性の) …………… 64
伝染病 ……………………………… 50
(広い地域に流行する) 伝染病 … 50
点滴 ………………………………… 75
点滴棒 ……………………………… 58
天然痘 ……………………………… 52
天秤 ………………………………… 56
臀部 ………………………………… 4
デンプン …………………………… 123
天疱瘡 ……………………………… 46
電流 ………………………………… 123

■■■■■■■ と ■■■■■■■

度 …………………………………… 123
トイレ ……………………………… 94
胴 …………………………………… 3
銅 …………………………………… 119
動悸 ………………………………… 21
統計学 ……………………………… 116

瞳孔 ·· 5
登校拒否 ··· 110
瞳孔散大 ··· 24
統合失調症 ·· 49
橈骨 ·· 11
凍死 (溺死/餓死/窒息死/感電死/
　過労死/病死/老衰死) ··················· 53
湯傷 ·· 45
透析 ·· 73
当直室 ··· 92
導尿 (尿道カテーテル法) ·················· 77
糖尿病 ··· 50
糖尿病食 ··· 85
頭皮 ··· 2
動物行動学 ·· 116
動脈 ··· 6
動脈硬化症 ·· 36
動脈瘤 ··· 35
投薬量 (投与量) ····································· 79
(薬などを) 投与する ··························· 72
毒血症 ··· 36
特定看護師 ·· 90
毒薬 ·· 82
とげぬき ··· 59
床ずれ ··· 45
歳 ·· 97
図書館長 ··· 114
独居老人 ··· 101
特効薬 ··· 82
突然変異 ··· 125
ドップラー効果 ··································· 123
整える ··· 76
ドナーカード (意思表示カード) ··· 103
飛び降り自殺をする ····························· 52
とびひ ··· 46
トラコーマ ·· 43
トラホーム ·· 43
トリアージ ·· 77
鳥肌 ·· 26
トレー ··· 60
ドレナージ ·· 73

━━━━━━ な ━━━━━━

ナースコール・ボタン ························· 84
ナースステーション ····························· 93
内科 (学) ··· 89
内科医 ··· 89
内耳 ··· 6
内視鏡 ··· 57
内視鏡 (腹腔鏡) 下手術 ····················· 73
内視鏡検査 (法) ···································· 68
内耳神経 ··· 6
内出血 ··· 21
内診 ·· 69
内分泌 (学) ·· 88
内分泌学者 ·· 88
内分泌腺 ··· 9
治す ·· 74
治る (治す) ·· 64
流し ·· 94
中指 ··· 3
泣き声で言う ··· 17
NK (ナチュラルキラー) 細胞 ·············· 8
夏バテ ··· 29
ナトリウム ·· 120
生水 (水道栓から出たままの水) ··· 86
鉛 ·· 119
涙 ·· 12
涙 (唾) が出る ······································· 14
涙目 ·· 25
喃語 (赤ちゃん言葉) ··························· 110
軟膏 ·· 81
軟骨 ·· 10
難産で出産する ····································· 16
軟食 ·· 86
難聴 ·· 43
難病 ·· 51
軟便 ·· 84

━━━━━━ に ━━━━━━

においを嗅ぐ ··· 14
にきび ··· 26

肉 ……………………………………… 10
肉食 ……………………………… 109
肉離れ …………………………… 44
ニコチン中毒 …………………… 51
二重人格 ………………………… 48
日常生活動作 …………………… 108
ニッケル ………………………… 119
日光消毒 ………………………… 108
日光浴する ……………………… 84
日射病 …………………………… 52
ニトログリセリン ……………… 122
二の腕 …………………………… 2
日本脳炎 ………………………… 37
入院受付窓口 …………………… 92
入院患者 ………………………… 95
入院する ………………………… 94
乳がん …………………………… 41
乳酸 ……………………………… 122
乳歯 ……………………………… 8
入試係 …………………………… 114
乳児期 …………………………… 110
乳汁の分泌 ……………………… 16
乳腺 ……………………………… 10
乳腺炎 …………………………… 41
乳頭 ……………………………… 3
ニュートリノ …………………… 124
乳鉢 ……………………………… 58
乳房 ……………………………… 3
乳棒 ……………………………… 59
乳房 X 線撮影図 ………………… 69
乳幼児突然死症候群 …………… 47
ニューロン ……………………… 127
尿 ………………………………… 9
尿管 ……………………………… 9
尿検査 …………………………… 70
尿酸値 …………………………… 70
尿失禁 …………………………… 23
尿蛋白 (アルブミン) …………… 66
尿道 ……………………………… 9
尿道炎 …………………………… 40
尿毒症 …………………………… 41

尿路感染症 ……………………… 41
にらみつける …………………… 17
人間ドック ……………………… 68
妊娠 (状態) ……………………… 16
妊娠検査 ………………………… 70
妊娠高血圧 ……………………… 41
妊娠高血圧症候群 ……………… 41
妊娠線 …………………………… 29
認知症 …………………………… 48

ぬ

(薬などを) 塗る, あてる ……… 72
ぬるま湯 ………………………… 58

ね

寝汗 ……………………………… 29
ネオン …………………………… 119
ねこ背 …………………………… 25
寝言を言う ……………………… 14
寝たきりの ……………………… 83
寝たきり老人 …………………… 100
熱 ………………………………… 28
熱がある ………………………… 28
熱性の …………………………… 28
熱帯医学 ………………………… 127
熱中症 …………………………… 50
熱湯 ……………………………… 56
熱のある ………………………… 28
熱量 ……………………………… 123
ネフローゼ ……………………… 41
眠気 ……………………………… 27
眠り病 …………………………… 52
粘液 ……………………………… 12
捻挫 ……………………………… 44
粘膜 ……………………………… 12
粘膜の炎症 ……………………… 27

の

ノイローゼ ……………………… 49
脳 ………………………………… 5
脳幹 ……………………………… 5

膿胸 35
脳血栓 37
脳梗塞 37
脳死 53
濃縮液 121
脳出血 36
脳神経外科 (学) 89
脳神経外科医 89
脳震盪 21
脳水腫 48
脳卒中 37
(溶液の) 濃度 (濃縮) 121
脳波 67
脳波検査 (法) 68
囊胞 27
農薬中毒 52
膿瘍 46
(…を) 除いて 97
のぞき見る 17
喉 6
(頻繁に) 喉が渇く 29
のどちんこ 8
喉の痛み 20
飲み込み (咀嚼) の困難 23
飲み込む 15
乗り物酔い 51

━━━ は ━━━

歯 8
パーキンソン病 37
パーキンソン病 (エイズ等) 患者の会 100
肺 6
(注射液などの) バイアル 60
肺炎 35
バイオリズム 108
徘徊すること 30
肺活量計 59
肺活量検査 69
肺がん 35
肺気腫 35

敗血症 52
肺塵症 (塵肺) 35
排泄 74
排泄する 15
バイタルサイン 97
売店 93
売店 (書籍部) 117
梅毒 41
排尿時に痛む 23
排尿時の痛み 23
排尿便のしつけ 84
肺の音を聴く (聴診する) 66
排便 74
培養 68, 125
培養皿 125
排卵 16
排卵誘発 76
排卵誘発剤 80
這う 14
(幼児が) 歯が生える 15
吐き気がする 23
吐き気止め薬 (制吐薬) 78
歯ぎしり 29
歯ぎしりする 29
(口の中の水などを) 吐き出す 84
吐き気 23
バキューム (歯科用吸引機器) 61
吐く 23
(看護師用) 白衣 118
白衣 119
歯茎 8
歯茎の出血 22
博士 (医学) (号) 117
博士 (看護学) (号) 117
博士 (号) 117
博士 (歯学) (号) 117
博士 (保健学) (号) 117
博士 (獣医学) (号) 117
博士 (薬学) (号) 117
博士論文 118
白癬 46

白内障 42
はげ（禿頭） 27
はげている（はげる） 27
跛行 25
はしか（麻疹） 47
パジャマの上着 84
パジャマのズボン 84
破傷風 51
バセドウ病 50
鼻茸 43
発育期 111
発がん物質 100
白血球 7
白血球数 71
白血病 36
（症状）発現 65
発酵 121
抜糸すること 76
抜歯すること 77
発症 64
発生学 116
発生生物学 115
発達障害 48
パップテスト（子宮がん検査） 69
鳩胸の 26
鼻 2
鼻（胸部に入った）風邪 34
鼻くそ 12
鼻血 20
鼻づまり 20
鼻づまりスプレー 81
鼻水 12
歯並びの悪い歯 23
鼻をかむ 14
鼻をすする（こと） 14
歯に冠をかぶせること 77
パニック障害 37
パニック発作 49
歯に詰めること 77
早（遅）食い 109
腹 3

バリウム検査 67
パルスオキシメーター
　（血中酸素濃度計） 59
腫れ 29
破裂 40
（内臓）破裂 45
腫れている 29
腫れ物 46
半月板 11
反抗期 110
ハンセン病 51
絆創膏 56
バンドエイド 56
半流動食 86

━━━━━ ひ ━━━━━

（ボディー）ピアスをすること 108
B細胞 7
PCR検査 71
鼻炎 43
皮下注射 74
光過敏 24
ひきこもり 110
ひきつけ 27
ひきつけを起こす 27
（腫れが）ひく 66
鼻孔 2
鼻腔 6
鼻腔栄養法 85
腓骨 11
鼻骨 10
膝 4
膝頭 4
膝を擦りむく 45
膝を曲げる 14
肘 2
非常口 93
ヒステリー 48
微生物 71
微生物学 116
ヒ素 119

脾臓 7
額 2
肥大 28
ビタミン 86
ビタミン剤 (鉄剤) 86
ビタミン補給剤 83
引っ掻き傷 45
ひどい生理痛 24
ひどいふけ性である 26
人差し指 3
ヒトパピローマウイルス 71
一目盛り 81
ヒト免疫不全ウイルス
　(エイズウイルス) 71
皮内注射 75
泌尿器科 (学) 90
泌尿器科医 90
避妊手術 77
避妊薬 79
避妊リング 58
ビハーラ (仏教ホスピス) 104
皮膚 5
ヒブ・ワクチン 81
皮膚科 (学) 88
皮膚科医 88
皮膚がん 46
ピペット (細いガラス管) 122
飛沫感染 64
肥満 29
びまん性の 66
冷や汗 27
百日咳 48
(ひどい) 日焼け 52
病院 101
病院長 114
病院の雑役 (掃除) 係 92
病院の入院 (診療) 受付係 92
表在呼吸 20
病室 93
美容整形 73
病棟 94

病棟看護師 91
氷嚢 58
標本 70
病理解剖 127
病理学 116
病理検査 69
病歴 65, 97
病歴室 94
病歴をとる 65
ぴょんぴょん跳ぶ 14
疲労 28
敏感性を減らすこと 73
敏感な (感覚/意識がよく働いている)
　64
貧血 36
品質保持期間 82
ピンセット 60
頻尿 23
頻脈 21
頻脈型不整脈 21

ふ

ファーストフード 109
ファイバースコープ 57
不安 22
フィジカルアセスメント 84
風疹 47
風土病 50
フェノールフタレイン 122
孵化 [(定温) 培養] 122
部活動 (室) 117
不活発な 28
腹囲 68
伏臥位 (うつ伏せ寝) 84
副学長 115
腹腔鏡 58
副交感神経 5
複雑骨折 44
副作用 82
腹式呼吸 108
副腎 9

腹痛 23
（ひどい/少し）腹痛がする 23
副鼻腔炎（蓄膿症）................................... 43
腹部 3
腹膜炎 39
副木 56, 59
服薬指導 81
ふくらはぎ 4
（…を）ふくんで 97
ふけ 26
不顕性感染 64
婦人科（学）... 88
婦人科医 89
不正咬合 22
不正出血 24
不整脈 20
不摂生（不養生）................................... 109
付属図書館 115
付属病院 114
普通食 85
二日酔い 51
フッ素 119
物理化学 115
物理学 115
物理療法 76
ブドウ糖負荷試験 68
舞踏病 50
太ももにけいれんを起こす 25
布団を干す 108
不妊症 28
不眠症 49
不明 97
不明瞭な発話 22
ブリッジ（架工義歯）............................... 77
ブリッジを入れること 77
震え 26
（主に寒さによる）震え 26
フルクトース（果糖）............................. 121
プレパラート（組織標本）..................... 127
フレボトミスト 90
触れる 14

（複合化合物の）分解 121
文学 115
分子 124
分子生物学 115
分泌 15
（陰茎や腟からの）分泌物 24
分娩 16
分娩室 92
分娩台 57
噴霧器 58
分離 122

へ

平均 97
平均健康寿命 100
平均寿命 100
平均余命 100
閉経期（更年期）................................... 111
閉経期ののぼせ 24
平衡感覚（聴覚/感覚/味覚）喪失 25
閉塞 29
ペースメーカー 76
臍 3
へその緒 10
ペッサリー（女性用避妊具）.................... 57
PET技師 92
ベッド柵 94
別の医師の判断 65
ペニシリン 82
ヘビースモーカー 108
ヘマトクリット 69
ヘモグロビン 121
部屋の換気をする 110
ベランダ 93
ヘリコバクターピロリ菌 71
ヘルニア 40
ヘルニアバンド（脱腸帯）........................ 60
弁 7
片（偏）頭痛 22
変形性関節症 44
便検査 70

変死 ……… 53
変態（変形）……… 125
扁桃（腺）……… 6
扁桃炎 ……… 43
便秘 ……… 22
便秘している ……… 22
扁平足 ……… 25
扁平足である ……… 25

━━━━━━ ほ ━━━━━━

（保育器内での早産児の）保育 ……… 75
保育器 ……… 58
法医学 ……… 116
暴飲暴食 ……… 109
縫合 ……… 76
膀胱 ……… 9
膀胱炎 ……… 40
方向感覚を失う ……… 21
芳香治療 ……… 72
放射性同位元素 ……… 124
放射線科（学）……… 90
放射線科医 ……… 90
放射線被曝 ……… 52
放射線用プロテクター ……… 59
放射線療法 ……… 76
放射能 ……… 124
（帯状）疱疹 ……… 46
防水シート ……… 59
包帯 ……… 56
包帯（ガーゼ）交換 ……… 84
包帯交換ワゴン（包交車）……… 57
包帯を巻く ……… 72
膨張 ……… 121
包皮 ……… 10
包皮切除 ……… 73
訪問看護 ……… 101
訪問看護師 ……… 91
頬 ……… 2
頻呼吸 ……… 20
頬骨 ……… 10
保管する ……… 83

補給（剤）……… 86
ほくろ（黒子）……… 27
保健師 ……… 100
保健所 ……… 101
保険証 ……… 95
保険診療 ……… 101
保険制度 ……… 101
保健体育 ……… 115
歩行器 ……… 60
母趾 ……… 5
保温器 ……… 58
母子手帳 ……… 102
ポジトロンCT［陽電子放出断層
　撮影（法）］……… 69
保証人 ……… 95
ホスピス ……… 96, 101
母性看護学 ……… 117
補聴器 ……… 58
勃起 ……… 15
勃起不全 ……… 40
（てんかん性の）発作 ……… 22
（病気などの一時的な）発作 ……… 29
発作 ……… 28
発疹 ……… 27
ボツリヌス菌 ……… 71
ボツリヌス中毒 ……… 71
ボディマス指数 ……… 67
補綴 ……… 59
ホテル ……… 96
（手当てを）施す ……… 72
喉仏 ……… 2
哺乳動物 ……… 125
母乳を与える ……… 85
母乳 ……… 85
骨 ……… 10
骨切除（術）……… 75
ポリクリ ……… 118
ボルト ……… 124
ホルモン ……… 9
ホルモン分泌 ……… 15

ま

マイクロモーター（歯牙切削機器） …… 61
マウス …… 125
前開きの服 …… 83
前歯 …… 8
巻尺 …… 60
巻き爪 …… 46
マグネシウム …… 119
マクロファージ …… 8
麻酔 …… 72
麻酔科（学） …… 88
麻酔科医 …… 88
麻酔にかかっている …… 78
麻酔薬 …… 78
待合室 …… 94
末期（の） …… 66
睫毛 …… 2
末梢神経系 …… 5
松葉杖 …… 57
まばたきする …… 14
麻痺 …… 26
麻痺している …… 26
瞼 …… 2
まぶた（筋肉）のけいれん …… 29
麻薬 …… 81
麻薬中毒 …… 49
眉 …… 2
マラリア …… 51
マルトース（麦芽糖） …… 122
マンガン …… 119
慢性の …… 64
慢性疲労症候群 …… 50
慢性閉塞性肺疾患 …… 34
万年床 …… 110

み

見える …… 14
未熟児 …… 47
水薬 …… 81
水膨れ …… 26
水虫 …… 46
みぞおち …… 3
密度（比重） …… 121
（興味をもって）見つめる …… 17
水俣病 …… 51
ミネラル（鉱物） …… 85
耳 …… 2
耳がつまる感じ …… 24
みみずばれ …… 45
耳たぶ …… 2
耳鳴り …… 24
脈拍 …… 97
脈拍数 …… 70
民間療法 …… 81

む

むかつき（吐き気） …… 23
無機化合物 …… 122
無気力な …… 28
無菌室 …… 93
むくみ …… 28
虫下し（駆虫剤） …… 83
虫さされ …… 45
虫歯 …… 38
夢精 …… 16
無性生殖（クローンをつくること） …… 126
無脊椎動物 …… 125
むち打ち症 …… 45
胸（部） …… 3
胸焼け …… 23
夢遊病 …… 49

め

目 …… 2
瞑想 …… 109
眼鏡 …… 58
メス …… 59
メタボリック症候群 …… 51
メチシリン耐性黄色ブドウ球菌 …… 71

メディカルスタッフ 91
メニエール症候群（病） 43
眼の洗浄薬 80
眼の総合的な検査 68
めまい 27
めまいがする 27, 29
目元（目尻） 2
目やに 11
メラノーマ（黒色腫） 46
目を細めて見る 14
免疫学 116
免疫機能 15
免疫抑制薬 81
免疫療法 74
面会時間 84
面会者（見舞客） 96
面疔 46
メンデルの（遺伝の）法則 125
綿棒 57

━━━━━ も ━━━━━

盲 42
蒙古斑 11
毛細（血）管 7
毛舌 28
妄想狂 49
網膜 6
網膜剥離 42
燃え尽き症候群 50
持ち物 83
物語に基づいた医療 75
ものもらい（麦粒腫） 43
物忘れ 22
モルヒネ 81
モルモット 125
門歯 8

━━━━━ や ━━━━━

八重歯 23
野外実習 118
夜間勤務の看護師 91

夜驚症 47
約 97
薬害 50
薬学部卒業生 117
薬剤師 91
薬剤耐性の 80
薬草 81
薬物依存 80
薬物ショック 80
薬物相互作用 80
薬物耐性 80
薬物中毒 79
薬物乱用 79
薬物療法 73
薬理学 116
薬歴 65
やけど（熱傷） 45
やせ（るいそう） 30
薬価基準 104
薬局 93
宿 96
夜尿症 23
夜盲症 42

━━━━━ ゆ ━━━━━

有意差 127
有害事象 78
有害反応 78
有機化学 115
有機化合物 122
誘起分娩 75
遊戯療法 76
誘導（人工）多能性幹細胞 126
輸血 73
湯たんぽ 58
癒着 27
指関節 3
指 3
指サック 57
夢をみる 14

■■■■■■■■■ よ ■■■■■■■■■

溶液 123
溶解 121
陽子 124
幼児期 110
幼児の片言 110
羊水 10
羊水検査 66
羊水穿刺 66
陽性の 70
ヨウ素 (ヨード) 119
腰椎穿刺 69
腰痛 26
陽電子 124
溶媒 123
(使) 用法 (使用説明) 79
用務員 (雑用係) 92
(服) 用量 (投与量, 投薬する) 79
浴室 93
浴槽 94
予後 65
(体を揺らしながら) よたよた歩く 17
涎をたらす 15
よちよち歩きの幼児 110
よちよち歩く 17
夜泣き 47
予防医学 76, 127
予防接種 104
夜型 (夜行性) 人間 109
よろよろ歩く 17

■■■■■■■■■ ら ■■■■■■■■■

(旧) らい病 51
ラクトース (乳糖) 122
楽にする 64
ラジウム 120
ラジオ体操 110
ラット 126
卵管 10

卵管結紮 77
卵子 10
乱視 42
卵生 125
ランセット (披針) 58
卵巣 10

■■■■■■■■■ り ■■■■■■■■■

リウマチ (リューマチ) 44
リウマチ熱 47
理学療法 76
理学療法士 91
リトマス紙 122
離乳させる 86
離乳食 85
利尿薬 79
リネン室 93
罹病 (患) 率 103
流行性耳下腺炎 47
流行性感冒 35
硫酸 123
流産 24
流産する 24
(極小) 粒子状物質 103
流動食 85
留年 118
療育手帳 95
領収書 95
良性の 64
緑内障 42
リン 120
臨床看護学 116
臨床検査技師 91
臨床試験 (治験) 79
臨床実習 117
臨床病理検討会 117
リンパ 7
リンパ管 7
リンパ球 7
リンパ腫 36
リンパ節 7

リンパ腺 ··· 7
淋病 ··· 40
倫理委員会 ································· 101
倫理学 ··· 115

━━━━━━ る ━━━━━━

涙管 ·· 6
涙腺 ·· 6

━━━━━━ れ ━━━━━━

霊安室 ··· 93
冷蔵庫 ··· 94
レーザー手術 ······························· 75
レーザーメス ······························· 58
歴史学 ··· 115
レジデント（研修医）····················· 90
裂創 ··· 45
レトラクター（開創器）··················· 59
レポート（試験）·························· 119

━━━━━━ ろ ━━━━━━

聾（耳が聞こえない）······················ 43
廊下 ··· 93
老眼 ··· 42
老人性のしみ（斑点）···················· 26
老人デイサービスセンター ········· 100
老人病棟 ······································· 93
老人ホーム ·································· 103
老人保険 ····································· 101
老人保健施設 ······························ 102
漏斗胸の ······································· 25
老年医学 ······································· 88
老年医学者 ··································· 88
老年期 ··· 110
老年性の ······································· 65
老齢者医療保険制度 ···················· 102
濾過 ··· 121
濾過器 ··· 57
肋膜炎 ··· 35
濾紙 ··· 57
露出狂 ··· 48

肋骨 ··· 11

━━━━━━ わ ━━━━━━

わきが ··· 46
わき腹 ··· 3
腋（脇）の下 ····································· 2
ワクチン ··· 83

英語索引

====== A ======

a tablespoonful (teaspoonful) of ··· 83
abdomen ··· 3
abdominal breathing ··· 108
abdominal hernia ··· 40
ablation ··· 72
abnormal heart rhythm ··· 20
abnormal level of (cholesterol, etc.) ··· 66
abnormal vaginal bleeding ··· 24
(artificial) abortion ··· 72
abrasion ··· 45
abscess ··· 46
absorbent cotton ··· 56
acceleration ··· 123
accidental death ··· 53
accidental ingestion ··· 108
acetic acid ··· 120
Achilles' tendon ··· 11
aching ··· 27
acid foods ··· 85
acid stomach ··· 37
acidity ··· 120
acne ··· 26
acoustic nerve ··· 6
acquired immunodeficiency syndrome (AIDS) ··· 49
acrophobia ··· 48

activities of daily living (ADL) ··· 108
acupressurist ··· 92
acupuncture ··· 72
acupuncturist ··· 92
acute ··· 64
acute coronary syndrome (ACS) ··· 35
Adam's apple ··· 2
additive ··· 100
adenoids ··· 6
adhesion ··· 27
adhesive bandage ··· 56
administer ··· 72
administer (give/ render) first aid to (a person) ··· 74
administer an injection ··· 72
administrative office ··· 114
admission desk ··· 92
admissions section ··· 114
adolescence ··· 110
adrenal gland ··· 9
adult dosage ··· 79
adult tooth ··· 8
adulthood ··· 110
advance (health care) directive ··· 102
adverse event ··· 78
adverse reaction ··· 78
aerobics ··· 108
aerosol infection ··· 64
aftereffect [of a disease (an injury)] ··· 49

age spot ··· 26
age-related macular degeneration (AMD) ··· 42
aged eyesight ··· 42
aggravate ··· 66
aging society ··· 100
air (water/soil) pollution ··· 103
air the bed (clothes) (mats) ··· 108
airborne infection ··· 64
air turbine ··· 61
albumin ··· 66, 120
albuminuria ··· 66
alcoholic ··· 108
alcoholism ··· 48
alert ··· 64
alkali ··· 120
alkaline foods ··· 85
allergic disease ··· 49
allergic predisposition ··· 108
alleviate ··· 64
alopecia areata ··· 46
alternative medicine ··· 72
alveolar pyorrhea ··· 39
Alzheimer's disease ··· 48
amblyopia ··· 42
ambulance ··· 56
amino acid ··· 120
ammonia ··· 120
amnesia ··· 22
amniocentesis ··· 66
amniotic diagnosis ··· 66
amniotic fluid ··· 10

(the) amount of heat 123
ampere 123
amphitheater 117
ampoule 56
ampul (e) 56
anal prolapse 39
analgesic 82
anaphylaxis 27
anatomy 116
anemia 36
anesthesia 72
anesthesiologist 88
anesthesiology 88
anesthetic 78
anesthetist 88
aneurysm 35
angina (pectoris) 35
angiography 66
ankle 4
anorexia 22
anorexia nervosa 48
antacid medicine 78
antebrachium 3
anthrax 49
anthropology 115
anti-inflammatory drug (patch) 78
anti-itch medication 78
anti-smoking (-AIDS) campaign 100
antibiotic 78
antibody 66
anticancer drug 78
anticoagulants 79
antidepressant 78
antidiarrheal 78
antidote 78
antiemetic 78
antifebrile 80

antigen 66
antihistamine 78
antihypertensive 78
antimony 119
antipruritic 78
antipyretic 80
antiseptic solution 56
antitussive 79
anus 9
aorta 7
aortic (tricuspid/ mitral) valve 7
aphasia 48
apoptosis 126
appendicitis 37
appendix 9
appetite loss 22
appetite suppressant 79
applicator 57
apply 72
apply a bandage (a brace/disinfectant/ pressure/traction, etc.) 72
arch 5
argon 119
arm 2
armpit 2
aromatherapy 72
arrhythmia 20
arsenic 119
arteriosclerosis 36
artery 6
arthritis 43
artificial anus 72
artificial arm (hand/ leg) 56
artificial dialyzer 56

artificial flavors (coloring) 100
artificial heart pump 56
artificial insemination 72
artificial pneumothorax 72
artificial respiration 72
aspiration 37, 108
aspirin 79
Association of Parkinson's disease (AIDS, etc.) patients 100
asthenopia 24
asthma 34
astigmatism 42
at-home care 100
athlete's foot 46
atom 123
atopy 50
atrial fibrillation 20
atrophy 27
attending physician 88
attention deficit hyperactivity disorder (ADHD) 47
audiometer 56
auditorium 117
auditory canal 6
auditory hallucination 48
auricle 2
auscultation 66
autism 48
autoclave 56
autointoxication 7

automated external
    defibrillator (AED)
    ⋯⋯⋯⋯ 56
autonomic imbalance
    ⋯⋯⋯⋯ 48
autopsy ⋯⋯⋯ 126
average healthy life
    expectancy ⋯ 100
average life
    expectancy ⋯ 100
average life span
    ⋯⋯⋯⋯ 100
axilla ⋯⋯⋯⋯ 2

━━━━ B ━━━━

B cell ⋯⋯⋯⋯ 7
babbling ⋯⋯ 110
baby boy (girl) ⋯ 110
baby food ⋯⋯ 85
baby talk ⋯⋯ 110
baby tooth ⋯⋯ 8
babyhood ⋯⋯ 110
Bachelor of Medicine
    (Nursing) ⋯⋯ 117
Bacillus anthracis ⋯ 49
back ⋯⋯⋯⋯ 4
back of the hand ⋯ 3
back tooth ⋯⋯ 8
backache ⋯⋯ 25
(the) backbone ⋯ 11
backpain ⋯⋯ 25
bacteria ⋯⋯ 71
bacterial ⋯⋯ 64
bacteriology ⋯ 116
bad bite ⋯⋯ 22
bad breath ⋯⋯ 27
balance ⋯⋯ 56, 123
balcony ⋯⋯ 93
baldness ⋯⋯ 27
balneotherapy ⋯ 72
Band-Aid ⋯⋯ 56

bandage ⋯⋯ 56
bannister ⋯⋯ 94
barium enema ⋯ 66
barium examination
    ⋯⋯⋯⋯ 67
basal body
    temperature ⋯ 67
Basedow's disease
    ⋯⋯⋯⋯ 50
basic nursing ⋯ 116
basophil ⋯⋯⋯ 8
bath tub ⋯⋯ 94
bathroom ⋯⋯ 94
be (feel) bloated
    ⋯⋯⋯⋯ 22
be (feel) disoriented
    ⋯⋯⋯⋯ 21
be (going/getting)
    bald ⋯⋯⋯ 27
be (look) jaundiced
    ⋯⋯⋯⋯ 28
be admitted to the
    hospital ⋯⋯ 94
be born deformed ⋯ 25
be constipated ⋯ 22
be dizzy ⋯⋯ 27
be flatfooted ⋯ 25
be health conscious
    ⋯⋯⋯⋯ 108
be heavily (lightly)
    dressed ⋯⋯ 108
be hoarse ⋯⋯ 20
be in (go into) shock
    ⋯⋯⋯⋯ 29
be in a coma ⋯ 21
be in a stupor ⋯ 22
be lethargic ⋯ 28
be nauseated ⋯ 23
be nauseous ⋯ 23
be on a diet ⋯ 74
be on medication ⋯ 79

be paralyzed ⋯ 26
be released
    (discharged) from
    the hospital ⋯ 95
be restored to
    consciousness ⋯ 76
be swollen ⋯⋯ 29
be tender ⋯⋯ 26
be under (an)
    anesthesia ⋯ 78
be X-rayed ⋯⋯ 70
be (frequently)
    thirsty ⋯⋯ 29
bed bath ⋯⋯ 83
bed rail ⋯⋯ 94
bedfast ⋯⋯ 83
bedpan ⋯⋯ 56
bedridden ⋯⋯ 83
(the) bedridden
    elderly ⋯⋯ 100
bedside (overbed)
    table ⋯⋯ 56
bedside training ⋯ 117
bedsore ⋯⋯ 45
bedtime ⋯⋯ 83
bedwetting ⋯ 23
(the) beginning
    of menstruation
    menarche ⋯ 16
behavioral science
    ⋯⋯⋯⋯ 126
belch ⋯⋯⋯ 15
belly ⋯⋯⋯⋯ 3
belly button ⋯⋯ 3
belongings ⋯⋯ 83
bend ⋯⋯⋯⋯ 14
benign ⋯⋯⋯ 64
bent-over posture ⋯ 25
beriber ⋯⋯⋯ 50
bifocals ⋯⋯⋯ 56

big (hearty) eater 108
big toe 5
bile 9
bill 95
biochemistry 116
bioelectricity 123
bioethics 115
biology 115
biophysics 115
biopsy 67
biorhythm 108
bioterrorism 100
birth 16
birth (death) certificate 103
birth rate 100
birthmark 46
bite wound 45
(have) blackout (s) 22
bladder 9
bland diet 85
bleeding 20
bleeding gums 22
blindness 42
blink 14
blister 26
bloating 22
blood 7
blood blister 26
blood clot 20
blood clot in a blood vessel 21
blood congestion 21
blood count 67
blood donation 100
blood gasses 67
blood platelet 7
blood pressure monitor 56

blood pressure (BP) 67
blood product (s) 79
blood sample 67
blood sugar (glucose) (level) 67
blood test 67
blood thinner 79
blood transfusion 73
blood type (group) 67
bloodshot eyes 24
bloody stool 22
bloody urine 23
blow one's nose 14
blurred vision 24
blurt 17
(dead) body 53
bodily needs 83
body donation 126
body fluids 11
body mass index (BMI) 67
body odor (BO) 46
body temperature 67
body temperature 83
boil 46
boil 26
boiler room 92
boiling water 56
bone 10
bone examination 67
bone marrow 7
bookstore 117
bottle-feed 85
botulinus organism 71
botulism 71
bovine spongiform encephalopathy (BSE) 37

bow-leg 25
bowleg 25
brace 56
brace (s) 61
brachium 2
bradyarrhythmia 21
bradycardia 21
Braille 83
brain 5
brain (cerebral) death 53
brain (cerebral) hemorrhage 36
brain infarction 37
brain specialist 89
brain stem 5
brain wave 67
brain (cerebral) thrombosis 37
brainstem 5
breast 3
breast (mammary) cancer 41
breast milk 85
breast pump 56
breast-feed 85
breastbone 11
breathe 14
breech delivery (birth) 24
breeding 125
bridge 77
bringing one round (back to life) 76
broken bone 44
bromine 119
bronchial tube 6
bronchitis 34
bronchoscopy 67
bronchus 6
bruise 45

bubonic plague ⸺ 50
buckteeth ⸺ 22
budgeting and
　accounting division
　⸺ 114
bulimia ⸺ 48
bump ⸺ 45
burn ⸺ 45
burn-out syndrome
　⸺ 50
burp ⸺ 15
buttocks ⸺ 4
button up shirt ⸺ 83
buzzing (ringing) in
　the ears ⸺ 24

C

C (a) esarean section
　⸺ 73
C-section ⸺ 73
cadaver ⸺ 53
cadaver (body/corpse)
　⸺ 126
cadmium ⸺ 119
cadmium poisoning
　⸺ 50
cafeteria ⸺ 92
cage ⸺ 125
caisson disease ⸺ 50
calcium ⸺ 119
calf ⸺ 4
calorie ⸺ 85
cancer genomic
　medicine ⸺ 73
candidiasis ⸺ 41
cane ⸺ 56
canine tooth ⸺ 8
canker sore ⸺ 37
(blood) capillary ⸺ 7
capsule ⸺ 79
carbohydrate ⸺ 85

carbolic acid ⸺ 120
carbon ⸺ 119
carbon dioxide ⸺ 120
carbon monoxide
　⸺ 120
carbon monoxide
　poisoning ⸺ 51
carbonic acid ⸺ 120
carbuncle on the face
　⸺ 46
carcinogen ⸺ 100
carcinoma ⸺ 50
cardiac arrest ⸺ 21
cardiac death ⸺ 53
cardiac hypertrophy
　⸺ 35
cardiologist ⸺ 88
cardiology ⸺ 88
cardiomyopathy ⸺ 35
cardiopulmonary
　arrest ⸺ 27
cardiopulmonary
　resuscitation (CPR)
　⸺ 73
carditis ⸺ 35
care insurance ⸺ 101
care insurance card
　⸺ 95
caregiver ⸺ 83
caretaker ⸺ 100
caries ⸺ 43
carotene ⸺ 85
carotid artery ⸺ 7
cartilage ⸺ 10
case ⸺ 64
cashier ⸺ 92
cast ⸺ 57
casualty ⸺ 53
CAT scan ⸺ 67
catalysis ⸺ 120
cataract ⸺ 42

catarrh ⸺ 27
catheter ⸺ 57
catheterization
　⸺ 67, 73
cause of one's death
　⸺ 126
(vena) cava ⸺ 7
cavity ⸺ 38
cell division ⸺ 125
cell membrane ⸺ 125
cell nucleus ⸺ 125
cellulose ⸺ 120
Celsius ⸺ 123
centigrade ⸺ 123
central nervous
　system (CNS) ⸺ 5
centrifugation ⸺ 120
centrifuge ⸺ 57
cerebellum ⸺ 5
cerebrum ⸺ 5
cervica (l cervix)
　cancer ⸺ 41
cervix of uterus ⸺ 10
chain (heavy) smoker
　⸺ 108
(the) change (of life)
　⸺ 111
(the) change of voice
　⸺ 111
chapped skin ⸺ 45
charley horse ⸺ 25
check by listening ⸺ 66
cheek ⸺ 2
cheekbone ⸺ 10
chemical poisoning
　⸺ 50
chemical preservative
　⸺ 100
chemical reaction
　⸺ 120

chemical substance 100
chemistry 115
chemotherapy 73
chest 3
chew 15
chi-square test 126
chicken pox 47
chief administrator 92
chilblain 45
child abuse 108
child bearing age 111
child neglect 108
childhood 110
children's (pediatric) ward 92
children's doctor 89
chill 27
chin 2
Chinese medicine 81
chiropractic 88
chiropractor 88
chlamydia 40
chloroform 120
choking 20
cholecystitis 39
cholelithiasis 38
cholera 38
cholesterol level 67
chorea 50
chromatography 120
chromosome 125
chronic 64
chronic fatigue syndrome 50
chronic obstructive pulmonary disease (COPD) 34
chronic sinusitis 43

chug (chug-a-lug) alcohol 108
cibophobia 49
circulation 15
circumcision 73
(liver) cirrhosis 39
city hospital 101
clamp 57
(the) clap 40
clasp 61
clavicle 11
clear one's throat 14
clear the airway 72
cleft palate 47
climacteric 111
clinic 100
clinical laboratory technician 91
clinical nursing 116
clinical test (trial) 79
clinico-pathological conference (C.P.C.) 117
clitoris 10
cloning 126
club activities 117
clubroom 117
coagulation time 67
coarctation 21
cobalt 119
coil 58
coitus 15
cold sore 46
cold sweats 27
colic 47
colicky pain 47
colitis 38
collagen disease 50
collapsed lung 34
collarbone 11
colon 9

colon cancer 38
colonoscopy 67
colorectal cancer 38
coma 21
comatose 21
come to oneself 76
commit suicide 52
common cold 34
communicable 64
communicable disease 50
community health nurse 100
community medicine 100
community nursing 116
company physical checkup 102
complete (bed) rest 84
complete blood count (CBC) 67
complete nursing care 83
complete physical examination 68
complexion 27
complicated fracture 44
complication (s) 50
compound 79, 121
compression fracture 44
compromised 64
compulsory insurance system 101
computed tomography (CT) 67
concentrated fluid 121

concentration 121
conception 16
concussion 21
condensation 121
condom 57
congested (stuffy)
　nose 20
conjunctivitis 42
consent form 95
constipation 22
consultant 91
consultation and
　treatments covered
　by health insurance
　　101
contact infection 64
contact lenses 57
contagious 64
contamination 100
contraceptive 79
contraction 16, 126
contraindication 79
contrast medium 68
control group 125
contused wound 45
contusion 45
convalescent stage
　　66
convenience food
　　108
convulsion (s) 27
copper 119
(umbilical) cord blood
　　10
corn 46
cornea 5
corona virus 71
coronary artery 7
coronary artery bypass
　grafting (CABG)
　　73

corridor 93
cosmetic (plastic)
　surgery 73
costa 11
cotton balls 56
cotton swab 57
couch potato 108
cough 14
cough medicine 79
coughing 20
coughing up blood
　(phlegm) 20
COVID-19 (corona
　virus desease 2019)
　　35, 71
cramp 25
cramp (in one's leg)
　　43
cranium 10
crash cart 57
crawl 14
creatinine (Cr.) 121
Creutzfeldt–Jacob
　disease (CJD) 37
crib death 47
critical condition 64
crooked teeth 23
cross section 67
cross-eyed 42
crouch 14
crown 61
crowning a tooth 77
crust 45
crutch (es) 57
crystallization 121
culture 68, 125
culture dish 125
cure 64
cure a patient of a
　disease 64

curvature of the spine
　　25
custodian 92
cut (trim) one's nail
　　108
cut (wound) 45
cut one's teeth 15
cuticle 3
cyanide 121
cyst 27
cystitis 40

━━━━━ D ━━━━━

daily care items 84
daily dose 79
dandruff 26
dangerous drug 79
day care (center for
　the aged) 100
day care (center) 100
day center 100
deafness 43
dean of the faculty
　of medicine 114
death by fire
　(electrocution/
　freezing) 53
death from cold
　(drowning/starvation/
　suffocation/an
　electric shock/
　overwork/sickness/
　old age) 53
death spots 53
death with dignity 53
defibrillator 57
deformity 25
degeneration (of
　bones or muscles)
　　25
degradation 121

degree 117, 123
dehydration 27
delirium 21
delirium tremens (D.T.'s) 50
delivery 16
delivery room 92
delivery table (stand) 57
dementia 48
density 121
dental caries 38
dental chair 61
dental hygienist 91
dental nurse 91
dental technician 91
dentist 88
dentistry 88
denture 61
deoxyribonucleic acid (DNA) 125
department of general (internal) medicine 92
Department of Health 100
deposition 122
depression 48
depressor 78
dermatologist 88
dermatology 88
dermatophytosis 46
desensitizing for allergy 73
detailed examination (workup) 68
developmental biology 115
developmental disorder 48
diabetes 50

diabetes pill 79
diabetic diet 85
dialysis 73
diaper 57
diaper rash 27
diaphragm 6, 57
diarrhea 23
diastolic blood pressure (DBP) 67
diet 85
dietary fiber 85
dietetics; science of nutrition 116
dietitian (dietician) 91
differential diagnosis 64
difficulty in breathing 20
difficulty in swallowing (chewing) 23
diffuse 66
digest 15
digestant 79
digestible food 85
digestive medicine 79
digital examination 68
dilated cardiomyopathy 35
dilation and curettage scraping (D&C) 73
dilation of the pupil 24
dioxin 101
diphtheria 47
directions 79
(personal) directive 102
director of the hospital 114

director of the library 114
discharge(from the penis/vagina) 24
disinfect (cleanse) the wound 73
disinfection 73
disinfection by sunlight 108
dislocation 44
disorientation 21
dispense medicines 79
dissection 117
dissolution 121
dissolvable rice paper 79
distilled water 57
diuretic 79
dizziness 27
doctor 88
Doctor of Dental Science (DDS) 117
Doctor of Health Science 17
Doctor of Medical Science(DMs/ D.Med.Sci.) 117
Doctor of Medicine (M.D.) 117
Doctor of Nursing (Science) (N.D./ DNS) 117
Doctor of Pharmacology 117
Doctor of Pharmacy 117
Doctor of Philosophy (Ph.D.) 117

Doctor of Veterinary Science (DVSc) 117
doctor's fee 102
doctoral thesis 118
dog tooth 8
domestic violence 108
donor card 103
(the) Doppler effect 123
dorsum 4
dosage 79
dose 79
double (dual) personality 48
double tooth 23
Down's syndrome 47
drainage 73
drainage of the cavity 73
dream 14
dressing (gauze) change 84
dressing cart 57
drool 15
droplet infection 64
dropped stomach 38
dropper 57
drowsiness 27
drug (narcotic) abuse 79
drug addiction 79
drug dependence 80
drug interaction 80
drug resistance 80
drug shock 80
drug therapy 73
drug-induced suffering 50
drug-resistant 80

druggist 91
drunkard 108
dullness 28
dumbness 43
duodenal ulcer 38
duodenum 9
duty doctor's room 92
dye one's hair 108
dynamometer 57
dysentery 38
dysfunction 28
dysmenorrhea 24
dyspepsia 23
dyspnea 20

E

ear (body) piercing 108
ear drops 80
earache 24
eardrum 6
earlobe 2
earwax 11
ease 64
eat between meals 108
eating disorder 48
eating habits 108
ecology 116
economics 115
ectopic pregnancy 41
eczema 26
edema 28
ejaculation 15
elbow 2
(the) elderly 101
(the) elderly living alone 101
elderly people 101

electric current 123
electrocardiography (ECG/EKG) 68
electroconvulsive therapy(ECT) 73
electroencephalo- graphy (EEG) 68
electromyography (EMG) 68
electron 123
electron microscope 123
elementary particle 123
elephantiasis 46
embryo 10
embryology 116
emergency exit 93
emergency life-saving technician 91
emergency medical technician (EMT) 91
emergency room (ER) 93
emergency ward 92
emphysema 35
enamel 8
end one's life 52
endemic (vernacular) disease 50
endocrine disruptors 101
endocrinegland 9
endocrinologist 88
endocrinology 88
endometriosis 41
endoscope 57
endoscopic (laparoscopic) surgery 73

endoscopic
　examination ⋯⋯ 68
endoscopy ⋯⋯⋯⋯ 68
endotracheal
　intubation ⋯⋯⋯ 75
enema ⋯⋯⋯⋯⋯⋯ 80
enema (syringe) ⋯ 57
enema bag ⋯⋯⋯⋯ 57
energy ⋯⋯⋯⋯⋯ 123
energy source ⋯⋯ 85
enlarged (dilated)
　stomach ⋯⋯⋯⋯ 38
enlarged heart ⋯⋯ 35
enlarged prostate ⋯ 40
ENT (ear, nose and
　throat)doctor ⋯⋯ 89
entrance examination
　section ⋯⋯⋯⋯ 114
environmental health
　⋯⋯⋯⋯⋯⋯⋯⋯ 116
environmental
　hormone syndrome
　⋯⋯⋯⋯⋯⋯⋯⋯ 50
environmental
　hormones ⋯⋯⋯ 101
environmental
　hygiene ⋯⋯⋯⋯ 102
environmental
　sanitation ⋯⋯⋯ 101
enzyme ⋯⋯⋯⋯⋯ 121
eosinophil ⋯⋯⋯⋯ 8
epidemic ⋯⋯⋯⋯⋯ 50
epidemic parotitis ⋯ 47
epidemiology ⋯⋯ 116
epigastric area ⋯⋯ 3
epigastrium ⋯⋯⋯ 3
epilepsy ⋯⋯⋯⋯⋯ 37
epinephrine auto-
　injector ⋯⋯⋯⋯ 80
episiotomy ⋯⋯⋯⋯ 73
episode ⋯⋯⋯⋯⋯ 64

Epstein-Barr (EB) virus
　⋯⋯⋯⋯⋯⋯⋯⋯ 71
equilibrium ⋯⋯⋯ 123
eradication ⋯⋯⋯ 73
erectile dysfunction
　(ED) ⋯⋯⋯⋯⋯⋯ 40
erection ⋯⋯⋯⋯⋯ 15
erysipelas ⋯⋯⋯⋯ 46
erythrocyte ⋯⋯⋯⋯ 7
erythrocyte
　sedimentation rate
　(ESR) ⋯⋯⋯⋯⋯ 68
Escherichia coli (E.coli)
　〔O-157H7〕 ⋯⋯ 71
esophageal cancer
　⋯⋯⋯⋯⋯⋯⋯⋯ 38
esophagus ⋯⋯⋯⋯ 8
ether ⋯⋯⋯⋯⋯⋯ 121
ethics ⋯⋯⋯⋯⋯⋯ 115
ethics committee
　⋯⋯⋯⋯⋯⋯⋯⋯ 101
ethology ⋯⋯⋯⋯ 116
euthanasia ⋯⋯⋯⋯ 53
evacuation ⋯⋯⋯⋯ 74
evaporation ⋯⋯⋯ 123
evidence-based
　medicine ⋯⋯⋯⋯ 73
evolution ⋯⋯⋯⋯ 125
examining room ⋯ 93
excrete ⋯⋯⋯⋯⋯ 15
exercise ⋯⋯ 14, 118
exercise therapy ⋯ 74
exercise tolerance
　test ⋯⋯⋯⋯⋯⋯ 68
exhibitionism ⋯⋯ 48
expansion ⋯⋯⋯⋯ 121
expectorant ⋯⋯⋯ 80
experimental group
　⋯⋯⋯⋯⋯⋯⋯⋯ 125
expiration date (EXP.)
　⋯⋯⋯⋯⋯⋯⋯⋯ 80

explorer ⋯⋯⋯⋯⋯ 57
extension ⋯⋯⋯⋯ 121
external application
　⋯⋯⋯⋯⋯⋯⋯⋯ 80
extract ⋯⋯⋯⋯⋯ 80
extraction ⋯⋯ 80, 121
eye ⋯⋯⋯⋯⋯ 2, 17
eye chart ⋯⋯⋯⋯ 57
eye checkup ⋯⋯⋯ 68
eye doctor ⋯⋯⋯ 89
eye drops ⋯⋯⋯⋯ 80
eye matter ⋯⋯⋯ 11
eye patch ⋯⋯⋯⋯ 57
eyeball ⋯⋯⋯⋯⋯ 5
eyebrow ⋯⋯⋯⋯⋯ 2
eyelash ⋯⋯⋯⋯⋯ 2
eyelid ⋯⋯⋯⋯⋯⋯ 2
eyestrain ⋯⋯⋯⋯ 24
eyetooth ⋯⋯⋯⋯⋯ 8
eyewash ⋯⋯⋯⋯⋯ 80

F

face ⋯⋯⋯⋯⋯⋯⋯ 2
facilities division ⋯ 114
faculty of medicine
　⋯⋯⋯⋯⋯⋯⋯⋯ 114
Fahrenheit ⋯⋯⋯ 123
faint ⋯⋯⋯⋯⋯⋯⋯ 22
fainting ⋯⋯⋯⋯⋯ 21
Fallopian tube ⋯⋯ 10
false (artificial)
　tooth/total (partial)
　denture ⋯⋯⋯⋯ 61
family doctor ⋯⋯ 88
family history ⋯⋯ 64
farsightedness ⋯⋯ 42
fart ⋯⋯⋯⋯⋯⋯⋯ 15
fast (slow) eater ⋯ 109
fast food ⋯⋯⋯⋯ 109
fasting blood sugar
　⋯⋯⋯⋯⋯⋯⋯⋯ 67

fat ································ 85
fatal wound ················ 45
fatality rate ··············· 103
fatigue ······················ 28
fatty acid ·················· 121
fatty liver ··················· 38
fatty tissue ················· 11
faucet ······················· 94
febrile ······················· 28
feces ························· 9
feel ·························· 14
feel sick to (at/in)
　　one's stomach ····· 23
feeling of fullness in
　　the ear ··············· 24
feet ··························· 4
femur ····················· 4, 11
fermentation ············· 121
ferrum ······················ 119
fertility drug ·············· 80
fertilization ··············· 16
fetal examination ········ 68
fetus ························· 10
fever ·························· 28
fever blister ··············· 46
fever reducer ············· 80
feverish ····················· 28
fiberscope ·················· 57
fibula ························· 11
fieldwork ·················· 118
(the) fifth toe ············· 5
fill a prescription ········· 80
filling a tooth ············· 77
filter ························· 57
filter paper ················ 57
filtration ·················· 121
final examination
　　······················· 118
findings ····················· 64
finger ························· 3
finger cot ·················· 57

fingerprint ·················· 3
fire escape ················· 93
fire extinguisher ·········· 94
first aid (treatment)
　　······················· 74
(the) first toe ············· 5
fishskin ····················· 46
fit ························· 22, 28
fix ···························· 74
fix the dislocation
　　(broken bone, etc.)
　　······················· 74
flank ························· 3
flatfoot ······················ 25
flesh ························· 10
floor nurse ················· 91
(the) flu ···················· 35
fluorine ···················· 119
fluoroscopy ················ 68
folk medicine ············· 81
food (nutrition)
　　therapy ············· 74
food allergy ··············· 50
food poisoning ··········· 50
food sanitation ·········· 101
foot ··························· 4
force ························ 123
forceps ······················ 57
forearm ····················· 3
forefinger ··················· 3
forehead ····················· 2
foreskin ····················· 10
forgetfulness ·············· 22
formula ······················ 85
(the) fourth toe ··········· 5
fracture ····················· 44
freckle ······················ 26
frequent urination
　　······················· 23
front tooth ················· 8
frostbite ····················· 45

frozen shoulder ········· 44
fructose ··················· 121
fumigation ················ 109
functional mechanism
　　······················ 126
fungus ······················ 71
funnel-chested ············ 25
furry (hairy) tongue
　　······················· 28

━━━━━ G ━━━━━

gagging ····················· 23
galactose ·················· 121
gallbladder ·················· 9
gallstone ···················· 38
gallstoneattack (colic)
　　······················· 38
gangrene ···················· 28
gargle ······················· 80
gas ························· 123
gastrectomy ··············· 74
gastric atony (atonia)
　　······················· 38
gastric cancer ············· 40
gastric fistula ············· 74
gastric juice ················· 8
gastric resection ·········· 74
gastric ulcer ··············· 38
gastritis ····················· 39
Gastro Esophageal
　　Reflux Disease
　　(GERD) ············· 38
gastroenterologist
　　······················· 88
gastroenterology ········· 88
gastrolavage ··············· 74
gastroptosis ················ 38
gastroscope ················ 58
gastroscopy ················ 68
gastrospasm ··············· 23
gastrostoma ··············· 74

gauze ……… 58
gaze ……… 17
gender identity disorders ……… 48
gene ……… 125
gene recombination ……… 74
gene therapy ……… 74
general (local) anesthesia ……… 72
general affairs division ……… 114
general check up ……… 68
general hospital ……… 102
general malaise ……… 28
general practitioner (GP) ……… 88
generation ……… 125
generic medicine ……… 80
genetic ……… 64
genetic engineering ……… 126
genetics ……… 116
genital area ……… 4
genome ……… 125
geriatric ward ……… 93
geriatrician ……… 88
geriatrics ……… 88
germ-free (sterilized) room ……… 93
German measles ……… 47
germanium ……… 119
gerontologist ……… 88
gerontology ……… 88
gestation ……… 16
Gestational Hypertension (GH) ……… 41
get (have) a charley horse in one's leg ……… 25

get a cramp in one's thigh ……… 25
get a rash from ……… 27
get better ……… 65
gingiva ……… 8
gingivitis ……… 39
girth of abdomen ……… 68
give ……… 74
give an injection ……… 74
give artificial respiration to (a person) ……… 72
give birth (to) ……… 16
give emergency care ……… 74
glance ……… 17
gland ……… 11
glare ……… 17
glasses ……… 58
glaucoma ……… 42
glucose ……… 121
glucose tolerance test ……… 68
glycerol (glycerin [e]) ……… 121
glycogen ……… 121
go into convulsions ……… 27
go No.1 ……… 15
go No.2 ……… 15
go poop ……… 15
goiter ……… 50
gold ……… 119
gonorrhea ……… 40
goose bumps ……… 26
goose flesh ……… 26
gout ……… 44
(post) graduate school ……… 114
graduation certificate ……… 118

granule ……… 80
grasp ……… 14
gravity ……… 123
greenhouse effect ……… 124
grind one's teeth ……… 29
grinding ……… 29
grip ……… 14
grip test ……… 68
groin ……… 4
growth ……… 28
(the) growth period ……… 111
guarantor ……… 95
guinea pig ……… 125
gum ……… 8
gunshot wound ……… 45
gurney ……… 60
gymnasium ……… 118
gynecologist ……… 89
gynecology ……… 88

▬▬▬ H ▬▬▬

habit-forming ……… 80
Haemophilus influenzae type b (Hib) ……… 71
hair ……… 2
hair growth agent ……… 80
hair loss ……… 28
halitosis ……… 27
hall ……… 93
hallucination ……… 49
hallux valgus ……… 44
hand ……… 3
(the) handicapped ……… 101
handrail ……… 94
hangnail ……… 45
hangover ……… 51
Hansen's disease ……… 51

hard (watery/soft) stool 84

hardening of the arteries 36

harelip 47

harmful effect of things eaten together 109

have a (burning/constant) pain 29

have a (splitting; pounding) headache 22

have a (terrible/slight) stomachache 23

have a bowel movement 15

have a chill 27

have a crick in one's neck 26

have a dizzy spell 29

have a hard delivery (labor) 16

have a limp 25

have a miscarriage 24

have a seizure 27

have a sweet tooth 109

have a temporary leave 95

have a(n) (abdominal/chest/neck)pain 29

have an itch on one's back 28

have an X-ray 70

have bad dandruff 26

have chills 27

have diarrhea (loose bowels) 23

have fainting spells 22

have flat feet 25

have jaundice 28

have labor pains 16

have pain when urinating 23

have sex with 15

have stiff shoulders 26

hay fever 50

head 2

head (chest) cold 34

head mirror 58

headache 22

heal 64

health and physical education (PE) 115

health care worker 91

health center 101

health food 80

health insurance 101

health insurance card 95

health insurance for the elderly 101

health maintenance organization (HMO) 101

health management 109

health screening 68

hear 14

hearing aid 58

hearing test 68

hearing things 48

heart 6

heart attack 36

heart doctor 88

heart failure 36

heart murmur 21

heart stimulant 81

heart valve disease 36

heart-lung machine 56

heartburn 23

heat (cold) -sensitive person 109

heat (thermal) value 123

heat fatigue 29

heat rash 27

heatstroke 50

heavy periods 24

heavy sweating 26

heel 4

height scale 58

Helicobacter pylori (H.pylori) 71

hematochezia 22

hematocrit 69

hematologist 89

hematology 89

hematuria 23

hemoglobin 121

hemophilia 36

hemorrhage 20

hemorrhoids 38

hepatitis (A, B, C, etc.) 38

herbal medicine 81

hereditary 64

heredity 125

hernia 40

hernia (protrusion) of the intervertebral disk 44

herpes 46

herpes simplex ┄┄ 46
Hib vaccine ┄┄ 81
hiccup ┄┄ 15
high blood fat ┄┄ 36
high blood pressure
┄┄ 21
high-fiber diet ┄┄ 109
hip ┄┄ 4
hip gout ┄┄ 37
hip joint ┄┄ 11
hip replacement ┄┄ 74
histology ┄┄ 70
histology ┄┄ 116
history ┄┄ 115
hives ┄┄ 46
hoarseness ┄┄ 20
holistic medicine
(treatment) ┄┄ 74
home medication ┄┄ 81
home remedies ┄┄ 81
home visitation ┄┄ 101
homicide ┄┄ 53
hop ┄┄ 14
hormone ┄┄ 9
hormone production
┄┄ 15
hospice ┄┄ 96, 101
hospital ┄┄ 101
hospital acquired
infection ┄┄ 51
hospital affairs
division ┄┄ 114
hospital card ┄┄ 95
hospital store ┄┄ 93
hospitality ┄┄ 96
host ┄┄ 96
hostel ┄┄ 96
hot (lukewarm, cold)
bath ┄┄ 109
hot flash (es) ┄┄ 24
hot-water bottle ┄┄ 58

hotel ┄┄ 96
household medicine
┄┄ 81
human dissection
┄┄ 126
human
immunodeficiency
virus (HIV) ┄┄ 71
human papillomavirus
(HPV) ┄┄ 71
humerus ┄┄ 11
humidity ┄┄ 124
humpback ┄┄ 25
hunchback ┄┄ 25
hydrocephalus ┄┄ 48
hydrochloric acid
┄┄ 121
hydrogen ┄┄ 119
hydrogen chloride
┄┄ 121
hydrogen peroxide
┄┄ 81
hydrolysis ┄┄ 121
hygiene ┄┄ 102
hygienics ┄┄ 116
hyper (metr) opia ┄┄ 42
hyperacidity ┄┄ 37
hyperactivity ┄┄ 48
hyperglycemia ┄┄ 28
hyperlipidemia ┄┄ 36
hypertension ┄┄ 21
Hypertensive
Disorders of
Pregnancy (HDP)
┄┄ 41
hyperthermia ┄┄ 50
hypertrophy ┄┄ 28
hypnotherapy ┄┄ 74
hypnotize ┄┄ 74
hypodermic (injection)
┄┄ 74

hypoglycemia ┄┄ 28
hypotension ┄┄ 21
hypothalamus ┄┄ 9
hypothermia ┄┄ 28
hysterectomy ┄┄ 74
hysteria ┄┄ 48

I

iatrogenic disease ┄┄ 51
ice bag (pack) ┄┄ 58
ice maker (dispenser)
┄┄ 94
ice pillow ┄┄ 58
ichthyosis ┄┄ 46
icterus ┄┄ 28
ID card ┄┄ 95
ileus ┄┄ 39
immature baby
(infant) ┄┄ 47
immediate death ┄┄ 53
immoderate eating
and drinking ┄┄ 109
immune function ┄┄ 15
immunity therapy ┄┄ 74
immunization ┄┄ 104
immunology ┄┄ 116
immunosuppressive
drug ┄┄ 81
immunotherapy ┄┄ 74
impaired hearing ┄┄ 43
implant ┄┄ 74
impotence ┄┄ 40
improving one's
constitution ┄┄ 109
improving stamina
┄┄ 109
in vitro ┄┄ 121
in vivo ┄┄ 122
inactive stomach ┄┄ 38
incise a boil ┄┄ 75
incised wound ┄┄ 45

incision 75
incisor 8
(urinary) incontinence 23
incubation 75
incubation 122
incubation period 64
incubator 58
incurable disease 51
index (the first) finger 3
indication (s) 81
indigestion 23
individual 125
induced labor 75
induced pluripotent stem (iPS) cell 126
induction 75
inertia 124
infancy 110
infantile paralysis 47
infected wound 45
infection 64
infectious 64
infectious disease 51
infectious mononucleosis 51
inferior vena cava 7
infertility 28
inflammation 28
inflammation of the bladder 40
inflammation of the colon 38
inflammation of the gallbladder 39
inflammation of the gums 39
inflammation of the joint 43

inflammation of the kidney 40
inflammation of the mammary gland 41
inflammation of the middle ear 43
inflammation of the nose 43
inflammation of the pancreas 39
inflammation of the peritoneum 39
inflammation of the stomach 39
inflammation of the testicle 40
inflammation of the urethra 40
inflammation of the vagina 41
inflammation of the vulva 41
informatics 115
informed consent 75
infrared heat treatment 75
infrared rays 124
infuenza 35
ingredient 81
ingrown (toe) nail 46
inguinal area 4
inhaler 58
inherited (acquired) disease 51
initial (early) stage 65
injector 60
inner (outer) corner of the eye 2
inner ear 6
inoculation 104

inorganic compound 122
inpatient 95
insanity 48
insect bite 45
insomnia 49
instep 4
instruction of medication 81
insulin 9
insurance system 101
intake 85
Intellectually Disabled (Handicapped) Person's Certificate (Handbook) 95
intelligence (IQ) test 69
intelligent quotient (IQ) 69
intensive care unit (ICU) 93
intensive lecture 118
interferon 81
intermittent 64
intern 89
internal bleeding 21
internal examination 69
internal medicine 89
internist 89
intestinal blockage 39
intestinal cancer 39
intestinal polyp 39
intracutaneous injection 75
intramuscular injection 76

intramuscular
injection 75
intraocular pressure
69
intrauterine device
(IUD) 58
intravenous injection
75
introduction to
medicine 115
intubation 75
invertebrate 125
iodine 119
ion 122
iris 5
iron 119
irregular breathing
20
irregular periods 24
irrigator 58
irritable bowel
syndrome (IBS) 39
isolation 75
isolation 122
isotonic drink 85
itai-itai disease 51
itching 28
IV 75
IV pole (stand) 58
iving will 102

J

janitor 92
Japanese encephalitis
37
jaundice 28
jaw 2
jock itch 46
jogging 109
joint 11

judg (e) ment of death
102
jugular vein 7
junk food 109
juvenile 65

K

keep 83
keeping regular (late)
hours 109
keloid 45
kidney 9
kidney (renal) failure
40
kidney stone 40
kill oneself 52
kissing disease 51
knee 4
kneecap 11
knife 59
knuckle 3
kyphosis 25

L

lab 93
lab coat 118
lab technician 92
labor 16
labor room 93
laboratory 93
laboratory animal
125
laboratory of human
histology 127
laboratory test
(work) 69
laboratory work 118
laceration 45
lachrymal(lacrimal)
gland 6
lack of exercise 109

lactation 16
lactic acid 122
lactose 122
lancet 58
lap 4
laparoscope 58
large intestine
(bowel) 9
laryngeal cancer 43
laryngitis 43
larynx 6
laser surgery 75
laser surgery unit 58
laundry 84
laundry room 93
lavatory 94
laxative 81
lay the baby face
down 84
lay the baby on its
stomach 84
lead 119
lead apron 59
leap to one's death
53
leave the hospital 95
lecture 118
lecture room 118
left (right) atrium 7
left (right) ventricle 7
leg 4
legal medicine 116
lens 5
leprosy 51
lethal dose 81
lethal drug (injection)
81
lethargy 28
leukemia 36
leukocyte 7

licensed practical
nurse (L.P.N.) 90
life-prolonging
treatment 75
life-support system 58
lifestyle-related
disease 51
ligament 11
light (poor) eater 109
light food 85
light sensitivity 24
light therapy 75
limewater 122
limp 25
limping 25
linen room 93
lip 2
lipid 85
liquid 124
liquid (medicine) 81
liquid diet 85
listen to the lung 66
literature 115
litmus paper 122
litter 60
little finger 3
little toe 5
liver 9
liver (hepatic) function
test 69
liver cancer 39
locker room 93
lockjaw 51
long-term geriatric
ward 102
look pale 29
lose (gain) weight 30
lose one's voice 20

loss of balance
(hearing/feeling/
taste) 25
loss of memories 22
lounge 93
low birth weight baby 47
ow blood pressure 21
low blood sugar 28
low salt (calorie/fat/
cholesterol) diet 85
low(er)back pain 26
lower back 4
lower jaw 10
lower teeth 8
lues 41
lukewarm water 58
lumbago 26
lumbar puncture 69
lump 45
lump(in the breast) 24
lung 6
lung cancer 35
lung capacity test 69
luxation 44
lying on one's back 84
lying on one's
stomach 84
lymph 7
lymph duct 7
lymph gland 7
lymph node 7
lymph vessel 7
lymphocyte 7
lymphoma 36

■■■■ M ■■■■

macrophage 8

magnesium 119
magnetic resonance
imaging (MRI) 69
make-up examination 118
malaria 51
malignant 65
malnutrition 51
malocclusion 22
malpractice 102
maltose 122
mammal 125
mammary glands 10
mammogram 69
mandible 10
manganese 119
mania 48
manic-depressive
psychosis 48
manifestation 65
manometer 56
mass 124
mass screening 103
mass vaccination 104
Master of Science in
Nursing 118
mastitis 41
masturbation 16
Maternal and Child
Health Handbook 102
maternity bandage 60
maternity leave 102
maternity nursing 117
maternity ward 93
mathematics 115
maxilla 10
(the) measles 47
meat meals 109

mechanism of action 126
Medicaid 102
medical (physical) checkup 102
medical association (society) 102
medical bill 102
medical cannabis 81
medical corporation (foundation) 102
medical electronics 115
medical ethics 115
medical expenses 102
medical history 65
medical marijuana 81
medical staff 91
medical university (college) 114
medical wafer 79
Medicare 102
medication history 65
medicinal plant 81
medicine notebook 58
meditation 109
melanoma 46
memorize 14
Mendel's (Mendelian) aws 125
Meniere's syndrome (disease) 43
meninges 5
meningitis 37
meninx 5
meniscus 11
menopausal disorder 42

menopause 111
menstrual cycle 16
menstruation 16
mental derangement 48
mental hospital 102
mental retardation 49
Mentally Disabled (Handicapped) Person's Certificate (Handbook) 95
mercury 119
mercury poisoning 51
mercy killing 53
metabolic syndrome 51
metabolism 15
metamorphosis 125
metastasis 65
methicillin-resístant *Staphylococcus aureus* (MRSA) 71
microbiology 116
micromotor 61
microorganism 71
microscope 58
mid-termexamination 118
middle ear 6
middle (the second) finger 3
midwife 90
migraine 22
mild (severe/rare) case 65
milk tooth 8
Minamata disease 51
mineral 85, 124

Ministry of Health, Labour and Welfare 101
mis (-) swallowing 108
miscarriage 24
miscarry 24
mixture 122
molar 8
mole 27
molecular biology 115
molecule 124
momentum 124
Mongolian spot 11
monitor 58
mono 51
monocyte 8
mononucleosis 51
morbidity rate 103
morgue 93
morning person 109
morning sickness 24
morning stiffness 28
morphine 81
mortality rate 103
mortar 58
mortuary 93
mother's milk 85
motion sickness 51
mountain (altitude) sickness 51
mouse 125
mouth 2
mouth ulcer 39
mouth-to-mouth resuscitation 75
MRI technician 92
mucosa 12
mucus 12
mumble 17

mumps; epidemic 47
murder 53
murmur 17
muscle 10
muscular dystrophy 37
music therapy 75
mutation 125
muteness 43
My back itches 28
My legs (bones/ muscles, etc.) ache 27
myasthenia gravis 37
myocardial infarction (MI) 36
myocarditis 36
myodystrophy 37
myopia 42

━━━ N ━━━

nail 3
nail clippers 109
nap 109
nape 2
narcotic addiction 49
narcotic drug 81
narrative-based medicine 75
nasal bone 10
nasal cavity 6
nasal congestion 20
nasal discharge 12
nasal mucus 12
nasal polyp 43
nasal spray 81
nasal tube feeding 85
natality 100
national examination for doctors 118

national examination for nurses (midwives) 118
national health insurance 101
national hospital 101
natural death 53
natural killer (NK) cell 8
nausea 23
navel 3
nearsightedness 42
nebulizer 58
neck 2
necrosis 29
needle (for injection) 58
negative 69
neglecting one's health 109
neon 119
neonate 110
nephritis 40
nephrosis 41
nerve 5
nervous breakdown 49
nervousness 22
neuralgia 37
neurologist 89
neurology 89
neuron 127
neurosis 49
neurosurgeon 89
neurosurgery 89
neutral fat 69
neutralization 122
neutrino 124
neutron 124
neutrophil 8
nevus 46

newborn baby 110
next of kin 95
nickel 119
nicotinism 51
night blindness 42
night cry 47
night nurse 91
night nurse's room 92
night owl (person) 109
night sweats 29
nipple 3
nitric acid 122
nitrogen 119
nitroglycerine 122
nocturnal emission 16
normal course 65
normal diet 85
nose 2
nosebleed 20
nostril 2
notification 65
novel coronavirus 71
nuclear fusion 124
nucleus 124
numbness 26
nurse call button (bell) 84
nurse practitioner (N.P.) 90
nurse's aid 91
nurse's uniform 118
nurses' station 93
nursing home 103
nutrient 85
nutritionist 91

━━━ O ━━━

obesity 29

objective structured
　clinical examination
　(OSCE) 118
obsession 49
obstetrician 89
obstetrics 89
occlusion 29
occupational disease
　 51
occupational
　therapist 91
occupational therapy
　 75
official school record
　 118
oiled paper 58
ointment 81
old (golden) age 110
oncologist 89
oncology 89
one part (unit)
　measure 81
operating room (OR)
　 93
operating table 58
operation 77
ophthalmic solution
　 80
ophthalmologist 89
ophthalmology 89
ophthalmoscope 58
ophthalmoscopic
　examination 69
ophthalmoscopy 69
optic nerve 6
oral candidiasis 40
oral contraceptive 82
oral hypoglycemic
　agent 79
oral medicine 81

oral rehydration salts
　(ORS) 81
orchitis 40
orderly 92
organ (blood/bone
　marrow/sperm)
　bank 103
organ (blood/kidney/
　bone marrow/
　cornea) donor 103
organ recipient 103
organ transplant 75
organic chemistry
　 115
organic compound
　 122
organism 125
orthodontics 77, 89
orthodontist 89
orthopedics 89
orthopedist 89
osmidrosis 46
osmotic pressure 127
ostectomy 75
osteoarthritis 44
osteoectomy 75
osteology 116
osteopathic clinic 77
osteopathic clinic
　 103
osteoporosis 44
otitis media 43
oto (rhino)
　laryngologist 89
oto (rhino)
　laryngology 89
(30%) out-of-pocket
　expenses 102
outer ear 6
outpatient 95
ova 71

ovary 10
over-the-counter
　(OTC) medicine
　(drug) 82
overdose 82
overmedication 82
overpopulation of
　doctors 103
overweight 29
oviparity 125
ovulation 16
ovulation induction
　 76
ovum 10
oxidation 122
oxide 122
oxygen 120
oxygen cannula 76
oxygen mask(tent)
　 59
oxygen tank 59
oxygen therapy 76
oxytocin 82

■■■■■ P ■■■■■

pacemaker 76
(cardiac) pacemaker
　 57
padding the medical
　bill 102
pain 29
painful urination 23
painkiller 82
pajama bottom 84
pajama top 84
palate 8
paleness 29
palliative care 76
palm 3
palpation 69
palpitation 21

pancreas 9
pancreatic cancer 39
pancreatic juice 9
pancreatitis 39
pandemic 51
panic attack 49
panic disorder 37
(term) paper 119
Pap smear 69
Pap test 69
paralysis 26
paramedic 91
paranoia 49
parasite 71
parasite eggs 71
parasitology 116
parasympathetic nerve
.... 5
Parkinson's disease
.... 37
particulate matter
(PM) 2.5 103
pass gas 15
pass out 22
pass water 15
past history 65
patella 11
pathological anatomy
.... 127
pathology 116
pathology test 69
patient history 65
patient sling (lift) 59
patient's folder 95
patient's room 93
pediatrician 89
pediatrics 89
pee 15
peep 17
pelvis 11
pemphigus 46

penicillin 82
penis 9
percussion 69
pericarditis 36
perinatal medicine
.... 90
perinatologist 90
perinatology 90
period 16
periodontitis 39
peripheral nervous
system (PNS) 5
peritonitis 39
permanent tooth 8
persistent 65
persisting 65
personal seal (stamp)
.... 95
perspire 15
pertussis 48
pestle 59
PET technician 92
Petri dish 59
phagocyte 8
Pharm. D. 117
pharmacist 91
pharmacology 116
pharmacotherapy 73
pharmacy 93
pharmacy technician
.... 91
pharyngotympanic
(auditory) tube 6
pharynx 6
phenol 120
phenolphthalein 122
philosophy 115
phlebotomist 90
phlebotomy 76
phlegm 11
phonocardiogram 69

phosphorus 120
photochemical smog
.... 103
phototherapy 75
physical assessment
.... 84
physical checkup
(examination) 69
physical checkup for
the one-year-olds
.... 103
physical chemistry
.... 115
physical examination
.... 102
physical therapist 91
physical therapy 76
physical training 109
Physically Disabled
(Handicapped)
Person's Certificate
(Handbook) 95
physician 88, 89
physics 115
physiology 116
physiotherapy 76
pigeon-breasted 26
pigeon-toed 26
piles 38
pill 83
(the) pill 82
pimple 26
pineal gland 9
pink eye 42
pinworm test 70
pipet (pipette) 122
pit of the stomach 3
placebo 82
placenta 10
plague 52
plaque 12

plasma ⋯⋯⋯⋯⋯⋯⋯⋯ 7
plaster ⋯⋯⋯⋯⋯⋯ 56, 57
plastic surgeon ⋯⋯⋯ 90
plastic surgery ⋯⋯⋯ 90
play therapy ⋯⋯⋯⋯⋯ 76
pleurisy ⋯⋯⋯⋯⋯⋯⋯ 35
pneumonia ⋯⋯⋯⋯⋯⋯ 35
pneumonoconiosis
⋯⋯⋯⋯⋯⋯⋯⋯⋯⋯⋯ 35
pneumothorax ⋯⋯⋯⋯ 34
podagra ⋯⋯⋯⋯⋯⋯⋯ 44
podiatrist ⋯⋯⋯⋯⋯⋯ 90
podiatry ⋯⋯⋯⋯⋯⋯⋯ 90
poison ⋯⋯⋯⋯⋯⋯⋯⋯ 82
poisoning by
agricultural
chemicals ⋯⋯⋯⋯ 52
polio ⋯⋯⋯⋯⋯⋯⋯⋯⋯ 47
poliomyelitis ⋯⋯⋯⋯⋯ 47
politics ⋯⋯⋯⋯⋯⋯⋯ 115
pollen allergy ⋯⋯⋯⋯ 50
polli (e) nosis ⋯⋯⋯⋯ 50
pollution ⋯⋯⋯⋯⋯⋯ 103
pollution-related
disease ⋯⋯⋯⋯⋯ 52
polyclinical practice
(training) ⋯⋯⋯⋯ 118
polymerase chain
reaction test
(PCR test) ⋯⋯⋯ 71
polyp of the vocal
cord ⋯⋯⋯⋯⋯⋯⋯ 43
poop ⋯⋯⋯⋯⋯⋯⋯⋯⋯ 9
porch ⋯⋯⋯⋯⋯⋯⋯⋯ 93
pore ⋯⋯⋯⋯⋯⋯⋯⋯⋯ 5
positive ⋯⋯⋯⋯⋯⋯⋯ 70
positron ⋯⋯⋯⋯⋯⋯ 124
positron emission
tomography (PET)
⋯⋯⋯⋯⋯⋯⋯⋯⋯⋯⋯ 69

post (dwell) crown
⋯⋯⋯⋯⋯⋯⋯⋯⋯⋯⋯ 77
post-mortem
examination ⋯ 127
post-traumatic stress
disorder (PTSD) ⋯ 52
potassium (kalium)
⋯⋯⋯⋯⋯⋯⋯⋯⋯⋯ 120
potassium hydroxide
⋯⋯⋯⋯⋯⋯⋯⋯⋯⋯ 122
poultice ⋯⋯⋯⋯⋯⋯⋯ 82
powder ⋯⋯⋯⋯⋯⋯⋯ 82
powder (ed) medicine
⋯⋯⋯⋯⋯⋯⋯⋯⋯⋯⋯ 82
power of attorney
⋯⋯⋯⋯⋯⋯⋯⋯⋯⋯ 103
practice ⋯⋯⋯⋯⋯⋯ 118
practitioner ⋯⋯⋯⋯⋯ 88
precancerous ⋯⋯⋯⋯ 65
precipitation ⋯⋯⋯⋯ 70
preemptive medicine
⋯⋯⋯⋯⋯⋯⋯⋯⋯⋯⋯ 76
prefectural hospital
⋯⋯⋯⋯⋯⋯⋯⋯⋯⋯ 101
pregnancy ⋯⋯⋯⋯⋯⋯ 16
pregnancy test ⋯⋯⋯ 70
premature baby
(infant) ⋯⋯⋯⋯⋯ 47
premature labor
(pains) ⋯⋯⋯⋯⋯ 24
prenatal diagnosis
⋯⋯⋯⋯⋯⋯⋯⋯⋯⋯⋯ 70
preparation ⋯⋯⋯⋯ 127
presbyopia ⋯⋯⋯⋯⋯ 42
prescribe a drug ⋯⋯ 82
prescription ⋯⋯⋯⋯⋯ 82
prescription medicine
(drug) ⋯⋯⋯⋯⋯⋯ 82
prescription question
⋯⋯⋯⋯⋯⋯⋯⋯⋯⋯⋯ 82
president ⋯⋯⋯⋯⋯⋯ 114

pressure ⋯⋯⋯⋯⋯⋯ 124
pressure bandage
(dressing) ⋯⋯⋯ 59
preventive medicine
⋯⋯⋯⋯⋯⋯⋯⋯⋯⋯⋯ 76
preventive medicine
⋯⋯⋯⋯⋯⋯⋯⋯⋯⋯ 127
previous disease ⋯⋯ 65
prickly heat ⋯⋯⋯⋯⋯ 27
primary physician ⋯⋯ 88
(the) prime of life
(manhood) ⋯⋯⋯ 110
private hospital ⋯⋯ 102
private nurse ⋯⋯⋯⋯ 91
proctoscope ⋯⋯⋯⋯⋯ 59
prognosis ⋯⋯⋯⋯⋯⋯ 65
progressive stage ⋯ 66
prolapse of the anus
⋯⋯⋯⋯⋯⋯⋯⋯⋯⋯⋯ 39
prone position ⋯⋯⋯ 84
prophylactic medicine
⋯⋯⋯⋯⋯⋯⋯⋯⋯⋯⋯ 76
prostate gland ⋯⋯⋯ 10
prostatic cance ⋯⋯⋯ 41
prostatic hypertrophy
⋯⋯⋯⋯⋯⋯⋯⋯⋯⋯⋯ 40
prosthesis ⋯⋯⋯⋯⋯⋯ 59
prosthetic cardiac
valve ⋯⋯⋯⋯⋯⋯⋯ 59
protective shield ⋯⋯ 59
proteinuria ⋯⋯⋯⋯⋯ 66
proton ⋯⋯⋯⋯⋯⋯⋯ 124
provisional promotion
⋯⋯⋯⋯⋯⋯⋯⋯⋯⋯ 118
pruritus ⋯⋯⋯⋯⋯⋯⋯ 28
psoriasis ⋯⋯⋯⋯⋯⋯⋯ 46
psychiatric ward ⋯⋯ 93
psychiatrist ⋯⋯⋯⋯⋯ 90
psychiatry ⋯⋯⋯⋯⋯⋯ 90
psychogenetic ⋯⋯⋯ 65
psychogenic ⋯⋯⋯⋯⋯ 65

psychology — 115
psychosomatic — 65
psychosomatic
　disorder — 49
puberty — 110
pubic hair — 4
public bath — 93
public hospital — 101
public hygiene — 102
puerperal fever — 42
pulling out a tooth
　— 77
pulse oximeter — 59
pulse rate — 70
pump-oxygenator — 56
puncture wound — 45
pupil — 5
purification — 122
pus — 12
putting in a bridge
　— 77
pyothorax — 35
pyrostat — 59

■■■■ Q ■■■■

Q-tip — 57
quality of life (QOL)
　— 76
quarantine — 103
quasi-drug — 82

■■■■ R ■■■■

rabies — 52
rachitis — 52
radiation exposure
　— 52
radio gymnastic
　exercises — 110
radioactivity — 124
radioisotope — 124
radiologist — 90

radiology — 90
radiotherapy — 76
radium — 120
radius — 11
rapid breathing — 20
rapid pulse — 21
rash — 27
rat — 126
reagent — 122
rebellious stage — 110
recall — 14
receipt — 95
reception desk — 93
receptionist — 92
receptor — 126
(letter of)
　recommendation
　— 118
record storage center
　— 94
recover — 65
rectal cancer — 40
rectal examination
　— 70
rectum — 9
recurrence — 65
red blood cell (RBC)
　— 7
red blood (cell) count
　(RBC count; RBC) — 70
Red Cross — 103
reduction
　(deoxidization) — 122
(knee)reflex test — 70
refrigerator — 94
regenerative medicine
　— 90
registered nurse (R.N.)
　— 90
registrar — 92

registrar's office
　— 94, 114
registration of birth
　(death) — 103
rejection — 29
relaxation — 122
relieve — 64
remission — 65
removing (taking out)
　stiches — 76
remuneration for
　treatment — 96
repeating the same
　year — 118
resident — 90
resistance — 124
respirator — 59
resuscitating — 76
retina — 6
retinal detachment
　— 42
retractor — 59
retroflexion of the
　uterus — 42
retrogression — 126
return to work — 103
returning the remains
　— 127
rheumatic fever — 47
rheumatism — 44
rheumatoid arthritis
　— 44
rhinitis — 43
rib — 11
rice gruel — 85
rickets — 52
right to a smoke-free
　environment — 103
(the) right to die — 103
rigor mortis — 53
ring — 59

ring (the third) finger 3

ringworm 46

room temperature 110

root 8

rough skin 46

rounds 118

route of infection 127

rub (one's eyes) 14

rubber 57

rubber glove 59

rubber sheet 59

rubber tube 59

rubella 47

run (have) a fever 28

run its normal course 65

runny nose 12

rupture 40

rupture (of an organ) 45

━━━━ S ━━━━

(physiologic) saline 82

saliva 8

salivate 15

salmonella 71

salt 85

salt-free 85

salve 81

sanitary napkin(pad) 59

SARS-CoV-2 72

saturation 122

scab 45

scabies 46

scald 45

(weight) scale 60

scaler 61

scalp 2

scalpel 59

scapula 11

scar 45

scarlet fever 47

schizophrenia 49

school of medicine 114

school of nursing 114

school refusal 110

school withdrawal 110

schoolchild 111

sciatic neuralgia 37

sciatica 37

scintigraphy 70

sclera 5

scrape (skin) one's knee 45

scratch 45

scratch (one's back) 14

screen 94

scrotum 10

scrub (suit) 119

scrub nurse 91

scurvy 52

second opinion 65

(the) second toe 5

secretary-general 114

secretion 15

sedative 82

sedimentation 70,122

see 14

seeing things 49

segmentation 125

seizure(s) 22

selenium 120

semen 10

semi-liquid diet 85

seminal vesicle 9

seminar 118

senescence 110

senile 65

senior citizen center 104

separation of medical and dispensary practice 104

sepsis 52

sequela 49

serology 116

serology test 70

serotherapy 76

serum 126

serving 85

set 76

set a broken bone 76

severe acute respiratory syndrome (SARS) 35

severe menstrual cramp (s) 24

sewage disposa 104

sexual disease 41

sexual intercourse 15

sexually transmitted disease (STD) 41

shadow 70

shaking 26

shallow breathing 20

shared (semi-private/ private) room 93

shave 84

(bed) sheet 56

(the) shelf life 82

shift 96
shin 4
shingles 46
shivering 26
shock 29
shoot (hang/poison) oneself 52
shortness of breath 20
shot 76
shoulder 2
shoulder blade 11
shout 17
shuffle 17
sickroom 93
side 3
side effect 82
sign out 95
significant difference 127
silicosis 35
silver 120
silver nitrate 122
sink 94
sinusitis 43
sitophobia 49
skin 5
skin cancer 46
skin specialist 88
skull 10
sleep apnea syndrome 35
sleep disorder 49
sleep walking 49
sleep with 15
sleeping pill 82
sleeping sickness 52
sleeplessness 49
sling 59
slipped disk 44
slow pulse 21

slurred speech 22
small forceps 60
small intestine (bowel) 9
smallpox 52
smell 14
smoking cessation drug 82
sneeze 14
sniffle 14
snoring 20
social welfare 104
social worker 104
sociology 116
sodium 120
sodium hydroxide 122
soft diet 85
sole 4
solid 124
solid diet 86
solution 123
solvent 123
somnambulism 49
sore muscle (s) 26
sore throat 20
(muscle) spasm 25
specialist 90
species 126
specific (remedy) 82
specimen 70
speech therapist 91
spell 29
sperm 9
spermicide 82
sphygmomanometer 56
sphygmometer 56
spinal cord 5
spinal stenosis 44
spine 11

spirometer 59
spit 8
spit out 84
spitting tray (box) 59
spleen 7
splint 59
splinter tweezers 59
sponge bath 83
spontaneous abortion 24
spoonful 82
sport drink 85
sports medicine 127
spot 26
sprain 44
sprained finger 44
spread (ing) of a disease 65
sputum 11
sputum test 70
squat 14
squint 14, 42
squinting 25
stab wound 45
stable condition 65
staff cafeteria 94
stage 65
stagger 17
stairs 94
standard drug pricing 104
starch 123
stare 17
static electricity 124
statistics 116
steam 124
steam inhalator 60
steamer 60
stem cell 126
stenosis 29
stenting 76

sterilization 73, 77
sternum 11
steroid 83
stethoscope 60
stillbirth 42
stimulant 104
stitch (up) (suture)
the wound 76
stomach 8
stomach cancer 40
stomach cramps 23
stomachache 23
stomatitis 39
stool 9
stool examination 70
storage room 94
store 83
strabismus 42
straighten
(one's teeth) 77
strain 126
strained back 44
strange disease 52
strangulation 53
stress 110
stress test 68
stretch 14
stretch marks 29
stretcher 60
stride 17
stroke 37
struma 50
student affairs division 114
student affairs section 114
student lounge 119
student nurse 91
student welfare
section 114
stupor 22

stutter 17
stuttering 22
sty (e) 43
subacute myelo-
opticoneuropathy
(SMON) 52
subarachnoid
hemorrhage
(bleeding) 37
subclinical infection 64
subcutaneous
injection 74
subjective symptom 66
sublimation 123
sublingual medicine 83
subside 66
substance abuse 49
sucrose (saccharose/
sugar) 123
suction 84
suction machine 60
sudden infant death
syndrome (SIDS) 47
suffer from (have)
memory loss 22
(attempted) suicide 52
sulfur 120
sulfuric acid 123
summer lethargy 29
sunbathe 84
sunburn 52
sunstroke 52
superior vena cava 7
supervising (head)
nurse 90
supine position 84
supplement 86

suppository 83
suppuration 45
surgeon 90
surgery 77, 90
surgical mask 60
surgical nurse 91
surgical theater 93
surrogate mother 76
suspect 66
suture 76
swallow 15
sweat 12, 15
swelling 29, 46
sympathetic nerve 5
symptom 66
synapse 127
syncope 21
syndrome 66
syphilis 41
syringe 60
syrup 83
systolic blood
pressure (SBP) 67

T

T belt 60
T cell 7
t–test 127
tablet 83
tachyarrhythmia 21
tachycardia 21
take a blood sample 67
take a history 65
take a pee 15
take an X-ray 70
take care of the
bodily needs 83
take effect 83
talk in one's sleep 14

tampon 60
tap water 86
tape measure 60
tartar 12
taste 14
TB test; tuberculin
　skin test 70
tear 12
tear duct 6
tear gland 6
teeth 8
teeth grating 29
teethe 5
temperature 124
temple 2
temporomandibular
　joint disorder 44
tendon 10, 11
tendovaginitis 44
tennis elbow 44
tenosynovitis 44
teratogenicity 83
term test 118
terminal (end) stage
　66
terminal care 84
test tube 60
testicle 10
testis 10
tetanus 51
thalidomide baby 52
the top side of the
　foot 4
therapeutic
　communication 84
thermometer 60
thermotherapy 77
thigh 4
thighbone 11
(the) third toe 5
thirst 29

thorax 3
threatened
　miscarriage 42
three-way syringe 61
throat 6
throat lozenge 83
thrombocyte 7
thrombolytic therapy
　77
thrombosis 36
thrombus 21
throw up 23
thrush 40
thumb 3
thymus (gland) 9
thyroid gland 9
tibia 11
tic 26
tin 120
tinea cruris 46
tinnitus 24
tipped uterus 42
tissue examination
　70
toddle 17
toddler 110
toe 5
toilet 94
toilet training 84
tolerance 123
tombstone for the
　body donors 127
tongue 8
tongue depressor 60
tonic drink 86
tonsil 6
tonsillitis 43
tooth 8
toothache 23
torn muscle 44

total parenteral
　nutrition (TPN) 77
touch 14
toxemia 36
toxicosis 52
trachea 6
trachoma 43
traction 77
tramp 17
tranquilizer 83
transformation 126
transient ischemic
　attack (TIA) 36
tray 60
treatment fee 96
treatment room 94
trembling 26
triage 77
triglyceride 69
tropical medicine
　127
trudge 17
trunk 3
truss 60
tubal ligation 77
tuberculosis (TB)
　(of the lung) 35
tummy 3
tumor 29
tuning fork 60
tweezers 60
twisted bowel 40
twitching of the
　eyelid (muscles)
　29
tympanic menbrane
　6
typhoid (fever) 40

■■■■ U ■■■■

ulcer of the stomach
38
ulna 11
ultrasound wave 70
ultraviolet rays 124
umbilical cord 10
umbilicus 3
unchanged bed 110
underweight 30
United Nations
Educational,
Scientific and
Cultural Organization
(UNESCO) 104
unit 124
university (college/
school) hospital
114
university (college/
school) library 115
university hospital
102
unnatural death 53
unsymmetrical
posture 26
upper (lower)
extremity 5
upper arm 2
upper arm bone 11
upper jaw 10
upper teeth 8
upset stomach 23
uranium 120
uremia 41
uremic poisoning 41
ureter 9
urethra 9
urethral
catheterization 77

urethritis 40
uric acid level 70
urinal 60
urinalysis 70
urinary tract infection
(UTI) 41
urinate 15
urine 9
urine bottle 60
urine leakage 23
urologist 90
urology 90
urticaria 46
uterine cancer 42
uterine myoma 42
uterine tube 10
uterus 10
uvula 8

■■■■ V ■■■■

vaccination 104
vaccine 83
vacuum 61
vagina 10
vaginal examination
69
vaginitis 41
valuables 84
valve 7
vapor 124
variant 72
varicose veins 21
vas deferens 9
vasectomy 77
vegan 110
vegetarian 110
vein 6
velocity 124
venereal disease(VD)
41

ventilate (air) a room
110
ventilation 110
ventilator 59
vermifuge 83
vermin extermination
104
verruca 46
vertebra 11
vertebrate 126
vertigo 25
(blood) vessel 6
veterinarian (vet) 92
vial 60
vice-president 115
victim 53
vihara 104
viral 66
virus 72
vision test 70
visiting hours 84
visiting nurse 91
visitor 96
visual field 70
vital signs 84
vitals 84
vitamin 86
vitamin supplement
(iron supplement)
83
viviparity 126
vocal cords (chords) 6
voice box 6
volt 124
voltage 124
volvulus 40
vomit 23
vomiting 23
vulvitis 41

▰▰▰ W ▰▰▰

waddle ⋯⋯⋯⋯ 17
waist ⋯⋯⋯⋯⋯⋯ 4
waiting room (area)
⋯⋯⋯⋯⋯⋯⋯⋯⋯ 94
wake-up time ⋯⋯ 84
walk with a limp ⋯ 25
walker ⋯⋯⋯⋯⋯ 60
walking stick ⋯⋯ 56
wandering off ⋯⋯ 30
ward ⋯⋯⋯⋯⋯⋯ 94
wart ⋯⋯⋯⋯⋯⋯ 46
washbasin ⋯⋯⋯ 60
washer ⋯⋯⋯⋯⋯ 94
washing machine ⋯ 94
wastebasket ⋯⋯ 94
wasting ⋯⋯⋯⋯ 30
watch ⋯⋯⋯⋯⋯ 17
water ⋯⋯⋯⋯⋯ 14
water baby ⋯⋯⋯ 48
water balance ⋯⋯ 86
water heater ⋯⋯ 94
watery eyes ⋯⋯⋯ 25
weakness ⋯⋯⋯ 26
wean ⋯⋯⋯⋯⋯ 86
wear braces on one's
teeth ⋯⋯⋯⋯⋯ 77
weight loss (gain) ⋯ 30
welfare pension ⋯ 104
well water ⋯⋯⋯ 86
welt ⋯⋯⋯⋯⋯⋯ 45
wet dream ⋯⋯⋯ 16
wet the bed ⋯⋯⋯ 23
wheal ⋯⋯⋯⋯⋯ 46
wheelchair ⋯⋯⋯ 60
wheeled stretcher ⋯ 60
wheezing ⋯⋯⋯ 20
whimper ⋯⋯⋯⋯ 17
whiplash injury ⋯⋯ 45
whisper ⋯⋯⋯⋯ 17

white blood cell
(WBC) ⋯⋯⋯⋯ 7
white blood 〔cell〕
count (WBC count/
WBC) ⋯⋯⋯⋯⋯ 71
white coat ⋯⋯⋯ 119
white of the eye ⋯⋯ 5
white of the (finger)
nail ⋯⋯⋯⋯⋯⋯ 3
whooping cough ⋯ 48
widespread ⋯⋯ 66
windpipe ⋯⋯⋯⋯ 6
wisdom tooth ⋯⋯ 8
withdrawal symptoms
⋯⋯⋯⋯⋯⋯⋯⋯⋯ 30
womb ⋯⋯⋯⋯⋯ 10
work ⋯⋯⋯⋯⋯ 83
workaholic ⋯⋯ 110
World Health
Organization (WHO)
⋯⋯⋯⋯⋯⋯⋯⋯ 104
worsen ⋯⋯⋯⋯ 66
wrinkle ⋯⋯⋯⋯ 27
wrist ⋯⋯⋯⋯⋯⋯ 3

▰▰▰ X ▰▰▰

X-ray apparatus ⋯ 60
X-ray room ⋯⋯⋯ 94
X-ray technician ⋯ 92
X-ray test ⋯⋯⋯ 70

▰▰▰ Y ▰▰▰

yawn ⋯⋯⋯⋯⋯ 14
yeast infection ⋯⋯ 41

▰▰▰ Z ▰▰▰

zinc ⋯⋯⋯⋯⋯ 120

▰ Abbreviations

ACS ⋯⋯⋯⋯⋯ 35
ADHD ⋯⋯⋯⋯ 47

ADL ⋯⋯⋯⋯⋯ 108
AED ⋯⋯⋯⋯⋯ 56
AIDS ⋯⋯⋯⋯⋯ 49
AMD ⋯⋯⋯⋯⋯ 42
avg. ⋯⋯⋯⋯⋯ 97
BMI ⋯⋯⋯⋯⋯ 67
BO ⋯⋯⋯⋯⋯⋯ 46
BP ⋯⋯⋯⋯⋯ 67, 97
BSE ⋯⋯⋯⋯⋯ 37
C.P.C. ⋯⋯⋯⋯ 117
c/o ⋯⋯⋯⋯⋯⋯ 97
ca. ⋯⋯⋯⋯⋯⋯ 97
CABG ⋯⋯⋯⋯ 73
CBC ⋯⋯⋯⋯⋯ 67
cf. ⋯⋯⋯⋯⋯⋯ 97
CJD ⋯⋯⋯⋯⋯ 37
CNS ⋯⋯⋯⋯⋯⋯ 5
COPD ⋯⋯⋯⋯ 34
CPR ⋯⋯⋯⋯⋯ 73
Cr. ⋯⋯⋯⋯⋯ 121
CT ⋯⋯⋯⋯⋯⋯ 67
D&C ⋯⋯⋯⋯⋯ 73
DBP ⋯⋯⋯⋯⋯ 67
DDS ⋯⋯⋯⋯⋯ 117
DMs/D.Med.Sci. ⋯ 117
DNA ⋯⋯⋯⋯⋯ 125
D.T.'s ⋯⋯⋯⋯⋯ 50
DVSc ⋯⋯⋯⋯⋯ 117
Dx ⋯⋯⋯⋯⋯⋯ 97
ECG/EKG ⋯⋯⋯ 68
E.coli ⋯⋯⋯⋯⋯ 71
ECT ⋯⋯⋯⋯⋯ 73
ED ⋯⋯⋯⋯⋯⋯ 40
EEG ⋯⋯⋯⋯⋯ 68
e.g. ⋯⋯⋯⋯⋯⋯ 97
EMG ⋯⋯⋯⋯⋯ 68
EMT ⋯⋯⋯⋯⋯ 91
ER ⋯⋯⋯⋯⋯⋯ 93
ESR ⋯⋯⋯⋯⋯ 68
excl. ⋯⋯⋯⋯⋯ 97
EXP. ⋯⋯⋯⋯⋯ 80

GERD	38
GH	41
GP	88
HDP	41
Hib	71
HIV	71
HMO	101
HPV	71
H-pylori	71
HR	97
ht	97
Hx	97
i.e.	97
IBS	39
ICU	93
incl.	97
IQ	69
IUD	58
IV	75
L.P.N.	90
M.D.	117
max.	97
MI	36
min.	97
MRI	69
MRSA	71
N.D./DNS	117
N.P.	90
O-157H7	71
op.	97
OR	93
ORS	81
OSCE	118
OTC	82
PCR test	71
PE	115
PET	69
Ph.D.	117
PM 2.5	103
PNS	5
pt.	97

PTSD	52
QOL	76
R.N.	90
r/o	97
RBC	70
s/o	97
SARS	35
SBP	67
SIDS	47
SMON	52
STAT	97
STD	41
TB	35
TIA	36
TPN	77
UNESCO	104
UNK	97
UTI	41
VD	41
VS	97
WBC	71
WHO	104
wt	97
y.o.	97

Symbols

Ag	120
Ar	119
As	119
Au	119
Br	119
C	119
Ca	119
Cd	119
Co	119
Cu	119
F	119
Fe	119
Ge	119
H	119
Hg	119

I	119
K	120
Mg	119
Mn	119
N	119
Na	120
Ne	119
Ni	119
O	119
P	119
Pb	119
Ra	120
S	120
Sb	119
Se	120
Sn	120
U	120
Zn	120

MEMO

第4版
これだけは知っておきたい 医学英語の基本用語と表現

1998年11月 1日	第1版第1刷発行
2004年 2月 1日	第2版第1刷発行
2013年12月 1日	第3版第1刷発行
2020年 9月20日	第3版第7刷発行
2021年10月10日	第4版第1刷発行
2023年10月 1日	第4版第3刷発行

- ■編著者 **藤枝宏壽** ふじえだこうじゅ
  玉巻欣子 たままききんこ
  Randolph Mann

- ■発行者 **吉田富生**

- ■発行所 **株式会社メジカルビュー社**
  〒162-0845 東京都新宿区市谷本村町2-30
  電話 03(5228)2050(代表)
  ホームページ https://www.medicalview.co.jp/

  営業部 FAX 03(5228)2059
  E-mail eigyo@medicalview.co.jp

  編集部 FAX 03(5228)2062
  E-mail ed@medicalview.co.jp

- ■印刷所 **三美印刷株式会社**

ISBN 978-4-7583-0967-7　C3047

©MEDICAL VIEW, 2021. Printed in Japan

・本書に掲載された著作物の複写・複製・転載・翻訳・データベースへの取り込みおよび送信(送信可能化権を含む)・上映・譲渡に関する許諾権は、(株)メジカルビュー社が保有しています。

・ JCOPY 〈出版者著作権管理機構 委託出版物〉
本書の無断複製は著作権法上での例外を除き禁じられています。複製される場合は、そのつど事前に、出版者著作権管理機構(電話 03-5244-5088, FAX 03-5244-5089, e-mail: info@jcopy.or.jp)の許諾を得てください。

・本書をコピー、スキャン、デジタルデータ化するなどの複製を無許諾で行う行為は、著作権法上での限られた例外(「私的使用のための複製」など)を除き禁じられています。大学、病院、企業などにおいて、研究活動、診療を含み業務上使用する目的で上記の行為を行うことは私的使用には該当せず違法です。また私的使用のためであっても、代行業者等の第三者に依頼して上記の行為を行うことは違法となります。